Série Gestão em Saúde (FGV)

Volume 4

Gestão
Comercial Hospitalar

Série Gestão em Saúde (FGV)

Volume 1   Gestão de Operações em Saúde para Hospitais, Clínicas, Consultórios e Serviços de Diagnóstico

Volume 2   Compreendendo o Edifício de Saúde

Volume 3   Gestão do Faturamento e Auditoria de Contas Hospitalares

Volume 4   Gestão Comercial Hospitalar

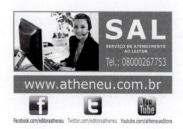

Série Gestão em Saúde (FGV)
Volume 4

Gestão
Comercial Hospitalar

Enio Jorge Salu

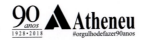

EDITORA ATHENEU	São Paulo —	Rua Jesuíno Pascoal, 30 Tels.: (11) 2858-8750 Fax: (11) 2858-8766 E-mail: atheneu@atheneu.com.br
	Rio de Janeiro —	Rua Bambina, 74 Tel.: (21) 3094-1295 Fax: (21) 3094-1284 E-mail: atheneu@atheneu.com.br
	Belo Horizonte — Rua Domingos Vieira, 319 — Conj. 1.104	

PRODUÇÃO EDITORIAL: Equipe Atheneu

DIAGRAMAÇÃO: MKX Editorial

CIP – Dados Internacionais de Catalogação na Publicação
Sindicato Nacional dos Editores de Livros, RJ

S274g

Salu, Enio Jorge
Gestão comercial hospitalar / Enio Jorge Salu. - 1.ed. - Rio de Janeiro : Atheneu, 2018.

:il.   (Gestão em saúde (FGV) ; 4)

Inclui bibliografia
ISBN 978-85-388-0876-3

1. Serviços de saúde - Administração. I. Título. II. Série.

18-48511

CDD: 362.11
CDU: 616-011

SALU, E.J.

SÉRIE GESTÃO EM SAÚDE (FGV)

Volume 4 – Gestão Comercial Hospitalar

©*Direitos reservados à EDITORA ATHENEU – São Paulo, Rio de Janeiro, Belo Horizonte, 2018.*

Sobre o autor

Consultor em Gestão Empresarial, com formação em Tecnologia pela Universidade Estadual de São Paulo (UNESP), Pós-graduação em Administração Hospitalar pela Universidade de São Paulo (USP) e Especializações pela Fundação Getulio Vargas (FGV). Empresário desde 2005, liderando pessoalmente projetos nos segmentos da Saúde, Hotelaria, Construção Civil e Serviços Públicos, em empresas privadas e públicas. Membro Efetivo da Federação Brasileira de Administradores Hospitalares (FBAH). Histórico Profissional como Superintendente da Furukawa, CIO do Hospital Sírio-Libanês, Diretor Comercial e de Saúde Suplementar do InCor – Instituto do Coração do HCFMUSP, Diretor no Conselho de Administração da Federação das Associações das Empresas Brasileiras de Tecnologia da Informação (ASSESPRO), Associado Sociedade Brasileira de Informática em Saúde (SBIS) e da National Contract Management Association (NCMA), e Membro do Comitê Científico do Congresso Anual de Tecnologia da Informação (CATI) da FGV. Professor em cursos de Pós-graduação e MBA pela FGV, Centro Universitário São Camilo, Fundação Instituto de Administração (FIA), Fundação para Pesquisa e Desenvolvimento da Administração, Contabilidade e Economia (FUNDACE) da USP, FIT – Faculdade Impacta de Tecnologia, Centro Universitário SENAC e Centro de Estudos de Enfermagem e Nutrição (CEEN). Ex-coordenador do MBA de Administração Hospitalar da Fundação Unimed. Autor de livros na Área de Gestão da Saúde.

Apresentação

O sistema de financiamento da saúde no Brasil foi colocado à prova. A Saúde Suplementar experimentou o primeiro período de redução do volume de beneficiários da sua história. E os beneficiários que saem da Saúde Suplementar vão buscar atendimento no SUS, que já estava estagnado antes desta migração. O aumento absoluto de demanda do SUS não é proporcional esta migração exige: o ex-beneficiário de plano de saúde privado é mais exigente que o beneficiário que sempre utilizou o SUS, via de regra tem formação mais elevada e mais acesso aos órgãos reguladores e protetores dos consumidores.

Enquanto a Saúde Suplementar apresentava crescimento, era baixo o nível de exigência da gestão hospitalar em relação à necessidade de captar novos clientes, faturar adequadamente as contas, desenvolver parcerias, e realizar ações de relacionamento com o mercado de negócios. Como a demanda era crescente, qualquer eventual ineficiência comercial podia ser mascarada pela entrada de novos clientes. Com a mudança do cenário o nível de exigência imediatamente passou a ser diferente: não é possível encobrir a ineficiência comercial em hospitais privados. Nunca foi tão necessário captar novos clientes, desenvolver parcerias para oferecer serviços mais rentáveis, aproximar-se dos fornecedores para melhorar a relação entre a compra e venda dos insumos, e reduzir qualquer tipo de perda na formação das complexas contas hospitalares – isso deixou de ser uma questão de lucratividade, para se tornar uma questão de sobrevivência.

No sistema público de saúde o repasse dos órgãos gestores aos hospitais públicos estava confortavelmente dentro de uma média suportável que, embora não fosse suficiente para prestar assistência à saúde com o mesmo nível de qualidade ofertado pela saúde suplementar, pelo menos não tão distante do necessário para cobrir os elevados custos hospitalares, dentro do patamar de oferta que o hospital disponibilizava. O aumento da demanda gerado pela migração dos beneficiários de planos de saúde para o sistema público de saúde, fez com que a média de repasse passasse a ficar instantaneamente muito aquém da necessidade, até porque a crise econômica reduziu a captação de tributos do governo, nas três instâncias (federal, estadual/ distrital e municipal), o que não permite adequação do nível de repasse enquanto a atividade econômica não retornar ao crescimento real, o que deverá demorar anos para voltar a acontecer.

A GESTÃO COMERCIAL PASSA A TER OUTRA DIMENSÃO DE IMPORTÂNCIA

Captar e fidelizar clientes, não perder receita na formação de contas, recursar e resgatar glosas, firmar parcerias mais rentáveis ... tudo o que nos demais segmentos de mercado são atividades fundamentais, passou a ter o mesmo nível de importância para os hospitais – a Gestão Comercial, o Faturamento e a Auditoria de Contas Hospitalar está no auge da sua exposição histórica de importância no ambiente hospitalar privado e público.

Existe vasta literatura sobre Marketing Hospitalar, mas está essencialmente relacionada ao planejamento estratégico, posicionamento no mercado e inserção do hospital no sistema de saúde. Discute a definição comercial, mas não a organização comercial. É pouca a literatura que avalia a organização comercial interna do hospital e seu vínculo com o mercado – as exigências do mercado na rotina comercial do hospital.

Esta obra destina-se a apresentar essa visão menos estratégica da Gestão Comercial: suas nuances em relação às regras e práticas de remuneração do SUS e da Saúde Suplementar.

Essa visão talvez seja inédita em obras literárias, com o foco aqui apresentado. Discutimos regras e práticas de remuneração, chegando ao ponto de citar as tabelas de preços existentes. Vamos discutir as práticas de formação de contas, chegando ao ponto de questionar vantagens e desvantagens de praticar pacotes. E vamos discutir práticas de análise de custos por procedimento, e rentabilidade das unidades de negócios hospitalares.

Mas não vamos detalhar o uso das tabelas de preços. Não vamos calcular custos com todo o rigor descrito na contabilidade de custos. Enfim, não vamos discutir Gestão Comercial em um nível absolutamente estratégico, nem vamos chegar ao nível de detalhe operacional que extrapola os limites de visibilidade da gestão. Vamos apresentar para gestores as regras e práticas de mercado que viabilizam a existência econômica do hospital.

Após alguns anos ministrando aulas sobre o tema pude perceber que esse tema não interessa somente aos gestores da retaguarda administrativa hospitalar: os cursos evidenciaram a participação, e interesse, de gestores de áreas assistenciais que cada vez mais se interessam e manter a rentabilidade da unidade, divisão, departamento ou gerência sob sua responsabilidade. É comum as turmas serem formadas com mais de 50% de participantes responsáveis por serviços assistenciais hospitalares: médicos, enfermagem, fisioterapia, nutrição, farmácia etc.

Esta obra é resultado de anos de desenvolvimento do material didático das aulas ministradas, originando em simples slides de apresentação de aulas em 2005, até chegar ao ponto de estar estruturado para viabilizar a estruturação de um livro.

Boa leitura!

Sumário

Apresentação .... **VII**

Capítulo 1
Introdução **1**

Capítulo 2
Organização e Financiamento do Sistema de Saúde **5**
   Sistema de Saúde Brasileiro 5
   Hospitais Brasileiros 40
   Negócio Hospitalar 50

Capítulo 3
Gestão Comercial Hospitalar **65**
   Posicionamento Estratégico 65
   Ações para Melhorar o Resultado Comercial 75
   Rotina da Gestão Comercial 80

Capítulo 4
Gestão Estratégica **135**
   Base de Dados para Gestão Estratégica 135
   Produção e Produtividade 141
   Rentabilidade Comercial 151

Capítulo 5
Rentabilidade do Negócio Hospitalar 179
Controle de Gastos 179
Produto de Venda 185
Análise do Resultado Comercial 192

Capítulo 6
Fechamento do Cenário 197

Introdução

Capítulo 1

O TEMA GESTÃO COMERCIAL HOSPITALAR GERA INTERPRETAÇÕES VARIADAS

É interessante que quando se diz Gestão Comercial em um estabelecimento comercial todos têm a mesma interpretação: a mercadoria está lá para ser vendida, mas se não houver estrutura comercial adequada nada garante que ela realente será vendida. Em alguns casos, é necessário o vendedor, em outros o promotor de vendas, em outras o vendedor técnico. Em alguns casos leigos podem pensar que nada é necessário além do caixa: somente quem conhece a rotina de um supermercado sabe que a quase totalidade das vendas ocorre porque tem alguém organizando "gondolas e araras" de modo que o cliente compre muito além do que necessita, e esta arte é que é chamada de "venda", porque nos próprios treinamentos o instrutor diz: se o cliente veio aqui para comprar um sabão em pó eu não vendi nada, mas se ele veio para comprar o sabão em pó e acabou levando pasta de dentes e cereal matinal eu fiz duas vendas!

Quando se diz Gestão Comercial na Indústria, em Serviços Profissionais como Seguros, Construção Civil, e tantos outros segmentos de mercado, a interpretação também não varia muito: é necessário gerir os vendedores, corretores, expositores etc., porque mesmo existindo o plano de marketing perfeito, absolutamente nada é vendido se não existir uma estrutura comercial adequada.

O fato de existir um produto bom, indispensável, ou simplesmente desejado, não é suficiente para que a venda ocorra. É necessário que alguém seja responsável em fazer com que a venda ocorra.

O pano de fundo da Gestão Comercial Hospitalar é o mesmo – a diferença é que o produto hospitalar, para a maioria das pessoas é mal definido, ou mal compreendido, ou completamente desconhecido, uma vez que o cliente procura o hospital em busca de uma coisa (a cura), mas o hospital vende algo completamente diferente (o tratamento, e muitas vezes nem isso: apenas um paliativo para sua necessidade). Também existe o paradoxo do produto hospitalar com o objetivo, ou meta, do hospital no sistema de saúde, que são coisas completamente diferentes.

Na área privada, o assunto é tratado de forma um pouco menos confusa, porque a maioria absoluta dos hospitais é formada por empresas que estão no mercado para obter lucro. Sob o ponto de vista comercial são idênticas às dos demais segmentos de mercado: o mantenedor não vai aplicar seu capital em algo que dê menos lucro que uma aplicação financeira. Não importa se o sistema de saúde suplementar está subdimensionado em relação ao que necessita, ou se existem pessoas na região que só dispõem dele como suporte à sua necessidade de assistência à saúde – o mantenedor está essencialmente preocupado com a rentabilidade do seu capital.

Na área pública, a Gestão Comercial Hospitalar é tema tão confuso que chega ao absurdo de ser até ignorado. A maioria dos órgãos mantenedores acha que como o governo sustenta o hospital, ou como o SUS está tão debilitado a ponto de os hospitais públicos estarem sempre com mais de 100% de sua capacidade operacional ocupada, então não é necessário gerir produto, ou se preocupar com preços, preservação da receita, parcerias etc. A má notícia para estas pessoas é que Gestão Comercial Hospitalar em hospitais públicos é tão ou mais necessária do que em hospitais privados – quando não existe, o hospital vende seu produto para a pessoa errada, não realiza sua receita adequadamente e, principalmente, quando tenta justificar ao órgão mantenedor que necessita de mais recursos para se manter, não consegue!

A Gestão Comercial Hospitalar está balizada por alguns dos mesmos pilares que norteiam as empresas dos demais segmentos de mercado, e deve ser realizada a partir das respostas de algumas das questões fundamentais:

- Qual é a lista de produtos que tenho para vender, e quais são os meus produtos preferenciais de venda?

Em um ambiente hospitalar a resposta a essa pergunta pode não ser tão simples. Em um hospital especializado a resposta é menos complexa, mas em um hospital geral não. Em boa parte, senão maioria, dos hospitais o sistema de saúde quer que o hospital faça uma coisa, mas a análise da rentabilidade indica que ele deve fazer outra, ou seja, sob o ponto de vista assistencial a demanda é uma, mas sob o ponto de vista do negócio a necessidade é outra.

- Como devo alinhar a venda do meu produto aos objetivos estratégicos definidos pelo meu mantenedor?

Uma das tarefas mais difíceis é alinhar a vocação do hospital com o que o mantenedor espera de resultado. É comum o hospital ter potencial para "decolar" no mercado de negócios, mas o mantenedor espera apenas "pirotecnia" – o produto é rentável, mas o mantenedor dispensa a lucratividade em prol de uma boa propaganda institucional ou pessoal.

- Quais são as regras do mercado para que eu possa realizar e controlar minhas vendas?

É assustador dizer isso, mas a maioria absoluta dos gestores hospitalares não tem conhecimento das regras de remuneração do SUS e da Saúde Suplementar. Não sabe a estrutura e, muitas vezes, nem mesmo em que situação são aplicadas as tabelas Sigtap, Brasíndice, Simpro, CBHPM e todas as outras. Não tem nem mesmo discernimento para identificar tributos envolvidos nas ações de compra de insumos e venda dos produtos. No Brasil onde o sistema tributário é o maior predador das instituições, é comum identificar que o gestor hospitalar não sabe quais os tributos estão inclusos no lanche que consome na padaria, os que estão inclusos na gasolina que enche o tanque do seu automóvel, ou os que estão inclusos na televisão que adquire – se não sabe isso, evidentemente tem dificuldade em calcular a margem de contribuição do seu produto de venda.

- Qual a estrutura comercial mais adequada para não perder a receita das minhas vendas?

Ou

- Quem corre atrás do dinheiro?

Raríssimas empresas ou pessoas não têm preocupação em responder esta pergunta. Poderia apostar que uma em cada milhão de empresas, ou uma em cada bilhão de pessoas não precisa se preocupar em correr atrás de dinheiro. Para a maioria absoluta, se não houver uma estrutura montada para isso, ou a venda não acontece, ou a venda acontece, mas o faturamento não ocorre, ou o faturamento ocorre, mas o pagamento não se concretiza. E no caso dos hospitais um agravante comum: a venda acontece, mas o faturamento é incompatível com o que foi vendido, ou seja, vende A, B, C e D, e fatura apenas A e metade do B – a outra parte do B, C e D fica como cortesia da incompetência de faturar adequadamente o que deveria.

Neste trabalho, vamos discutir a resposta para estas perguntas, que não são as mesmas para qualquer tipo de hospital. O tema é tão amplo que seria completa imprudência da minha parte a pretensão de esgotar o assunto. Não vamos nem mesmo chegar ao nível de detalhe máximo de cada tópico aqui compilado – a ideia é citar as nuances que envolvem o tema e direcionar o estudo dos tópicos mais importantes. Só vou me permitir detalhar os tópicos de maior relevância, especialmente onde não encontro literatura que aborde o tema diretamente com a profundidade necessária: nestes pontos peço antecipadamente desculpa se o texto ficar excessivamente cansativo.

Capítulo 2

Organização e Financiamento do Sistema de Saúde

SISTEMA DE SAÚDE BRASILEIRO

Na prática, temos um sistema de saúde e dois sistemas de financiamento de saúde no Brasil.

Temos o SUS, definido na Constituição e nas leis complementares, e temos a Saúde Suplementar. Na teoria, o SUS deveria ser "o único sistema único de saúde", e a Saúde Suplementar, como o próprio nome define, deveria existir apenas para suplementar (suprir o que falta) o SUS. Mas na prática são dois sistemas sem vínculo, interdependentes e não minimamente harmônicos.

O próprio SUS tenta ser um sistema único, mas na prática é apenas uma fonte de distribuição centralizada de recursos. Na vida real, não existe integração na assistência aos pacientes: o que acontece com um paciente em uma unidade, com atendimento financiado pelo SUS, raramente tem qualquer tipo de integração com o que acontece com o mesmo paciente em outra unidade, cujo atendimento também é financiado pelo SUS. O sistema público de saúde produz na prática "fragmentos assistenciais" para os pacientes, financiados pelo SUS. O agravante é que essa deficiência é evidenciada em todos os níveis da organização pública, que evidentemente tentam corrigir o problema com os recursos de que dispõem, fragmentando ainda mais a atenção à saúde, e aumentando o problema.

Os dois sistemas têm regras e práticas próprias de remuneração, e não é possível gerir comercialmente um hospital se não estivermos familiarizados com elas. É imprescindível entender conceitos básicos da estrutura governamental, atores e interesses para viabilizar o posicionamento estratégico de qualquer hospital. E ter a certeza de que, como saúde envolve obrigatoriamente muito dinheiro, existem interesses dos mais variados tipos, e atores dispostos a qualquer tipo de coisa para defender seus interesses.

GOVERNO

O governo é um ator fundamental no estudo, porque atua na saúde não só de forma reguladora, como faz na maioria dos segmentos de mercado, mas como executor exclusivo no caso do SUS, e de forma intervencionista na Saúde Suplementar. Não existe outro segmento de mercado em que o governo atue dessa forma: mesmo na educação, economia, transportes e energia, por exemplo, em que o governo atua diretamente como executor, sua forma intervencionista não é tão predominante como é na saúde.

E essa característica não se restringe a uma das instâncias: de forma hierarquizada ou não, o governo intervém na saúde pública e privada nos âmbitos federal, estadual/distrital e municipal.

Governo Federal

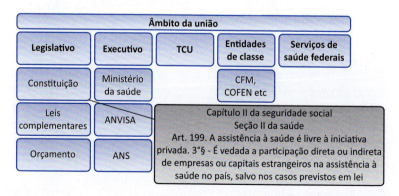

No âmbito da União, temos a definição da importância da saúde para a função dos governos, com uma seção inteira da Constituição, dentro do Capítulo II da Seguridade Social: Seção

II – Da Saúde.

A Constituição define o SUS (Sistema Único de Saúde), e um dos seus artigos mais polêmicos (o Art. 199) define que "a assistência à saúde é livre à iniciativa privada, sendo vedada a participação direta ou indireta de empresas ou capitais estrangeiros na assistência à saúde no País, salvo nos casos previstos em lei".

Evidentemente esse artigo não condiz exatamente com a realidade, além de dar margem a interpretações dúbias quando cita "assistência à saúde" de maneira genérica, e "nos casos previstos em lei", sem estabelecer limites para a lei que pode definir a participação estrangeira até nos casos que motivou o legislador a inserir originalmente esse artigo na Constituição.

No âmbito federal, o papel do Legislativo é semelhante ao que desempenha em relação a qualquer assunto, mas o do Executivo é muito específico, chegando ao ponto de operar serviços de saúde diretamente vinculados à Administração Federal, não necessariamente vinculados ao Ministério da Saúde. Esta é uma particularidade: os serviços de saúde vinculados à Administração Federal podem ser da Administração Direta (subordinados administrativamente ao Ministério da Saúde) ou vinculados indiretamente, por exemplo, geridos por uma universidade federal, por uma organização social etc.

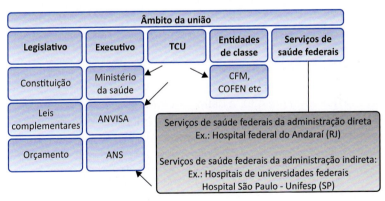

O próprio Ministério da Saúde executa a regulação do segmento, ou diretamente ou por intermédio de agências regulatórias específicas, como é o caso da Anvisa (Agência Nacional de Vigilância Sanitária) ou da ANS na Saúde Suplementar.

O Governo Federal regula e comanda diretamente a intervenção no segmento, principalmente gerindo o SUS e regulamentando a Saúde Suplementar. Podemos dizer que o Governo Federal atua de forma exclusiva na operacionalização do SUS e na regulação da Saúde Suplementar, atua de forma expressiva nos programas de prevenção da saúde, mas atua com pouca intensidade na oferta de serviços de saúde a ele vinculados direta ou indiretamente.

O TCU (Tribunal de Contas da União) fica com o encargo de, além de auditar as contas do Ministério da Saúde e suas agências reguladoras, ainda auditar contas dos serviços de saúde e eventuais fundações a eles vinculados. Mantém um importantíssimo papel na cadeia de valores, uma vez que o segmento movimenta recursos significativos e formaliza uma infinidade de contratos de aquisição de equipamentos, insumos e serviços. Com o tamanho que o SUS se apresenta, é inimaginável admitir que uma estrutura desse tamanho poderia subsistir sem a atuação do TCU na fiscalização das contas.

No âmbito federal, entidades de classe atuam de forma significativa para a viabilização do sistema, especialmente:

- Os conselhos federais de medicina, enfermagem, fisioterapia e de outros profissionais multidisciplinares que atuam no segmento da saúde, e que, além de lutar pelos direitos da sua classe, editam normas que suprem as lacunas do que existe na lei, e que na prática são aceitas como regra a ser cumprida nessas lacunas;
- Os sindicatos de profissionais e empresas, que atuam na regulamentação das relações dos empregados e empregadores no segmento, e definem regras que têm consequências importantíssimas na gestão dos hospitais, que são empresas de alto índice de empenho de mão de obra.

Governo Estadual/Distrital

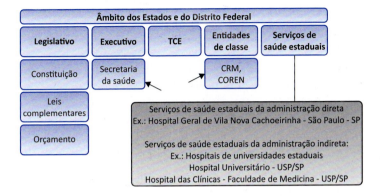

Ao contrário do Governo Federal, o Governo Estadual/Distrital praticamente não atua na regulação, porém é a instância governamental que praticamente assegura a oferta de serviços de saúde para tratamentos de média e alta complexidade.

Os estados ofertam serviços de saúde para quem depende do SUS basicamente de quatro formas:

- Por intermédio de hospitais vinculados à Administração Direta, com gestão subordinada à Secretaria de Estado da Saúde;
- Por intermédio de hospitais vinculados indiretamente, especialmente os universitários, que subsistem com recursos do Estado e da receita captada do SUS para remuneração dos serviços prestados à população. A gestão não se subordina diretamente à Secretaria de Estado da Saúde – presta contas a ela a respeito de metas assistenciais estabelecidas, mas a gestão é de outra entidade governamental, por exemplo: a universidade à qual o hospital se vincula diretamente, podendo até ser uma autarquia especial;
- Por intermédio de hospitais vinculados indiretamente, mas cuja gestão o Governo terceiriza para uma entidade privada, geralmente sem fins lucrativos: OS (Organização Social), Oscip (Organização da Sociedade Civil de Interesse Público) etc.;
- Comprando serviços de entidades privadas, especialmente as Santas Casas de Misericórdia. Como entidade privada, a gestão do hospital é da entidade mantenedora (por

exemplo, a Congregação da Santa Casa), e o governo repassa recursos em troca de metas assistenciais preestabelecidas.

No âmbito dos Governos Estaduais/Distritais concentra-se a maior parte das ilhas de excelência do atendimento SUS: hospitais que mantêm escolas de medicina, enfermagem, fisioterapia, nutrição, odontologia, e uma infinidade de outras disciplinas fundamentais para os hospitais públicos e privados.

Também no âmbito dos Governos Estaduais concentra-se a maior parte dos "Hospitais Públicos com Porta 2":

- Hospitais públicos que, aproveitando a previsão legal, reservam até 20% da sua capacidade para atender pacientes da Saúde Suplementar;
- Essa prática é defendida pela necessidade de o hospital captar maior receita para conseguir se sustentar, uma vez que apenas com a receita obtida nos atendimentos do SUS o hospital consegue atender as metas assistenciais, mas não tem capacidade de investimento para desenvolvimento, expansão e para manter os profissionais multidisciplinares de maior especialização no funcionalismo público, uma vez que a iniciativa privada remunera salários maiores;
- Especialmente nos hospitais vinculados às universidades, a receita captada na Saúde Suplementar viabiliza inclusive atendimento SUS de melhor qualidade, dada a capacidade do hospital em adquirir insumos com a receita da Saúde Suplementar, que as regras do SUS não remuneram.

O atendimento tipo Porta 2 de alguns hospitais públicos viabiliza também a Saúde Suplementar em importantes regiões metropolitanas do Brasil, onde o investimento da iniciativa privada não se viabiliza e as operadoras dependem praticamente deles para atuar no mercado.

Em resumo, a assistência de média e alta complexidade se resolve no âmbito do Estadual/Distrital, e pelo exposto as Secretarias Estaduais de Saúde, os Serviços de Saúde Estaduais, as Entidades de Classe Regionais e o Tribunal de Contas do Estado são atores fundamentais para que o SUS funcione!

Governo Municipal

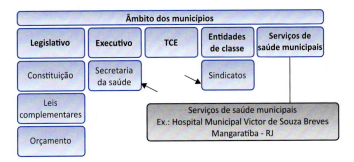

Ao estudar o SUS, é fácil concluir que ele foi desenhado para que o Governo Municipal fosse o ator mais importante do sistema de saúde, afinal de contas os pacientes adoecem e demandam atendimento nos municípios em que moram.

Os estados e a União são abstrações: um paciente da cidade de Santos (estado de São Paulo) está a mais de 500 quilômetros de distância de um paciente da cidade de Presidente Prudente (estado de São Paulo). Alguns estados da Federação não têm de comprimento metade dessa distância, e em outros a distância é considerada pequena – justamente os de menor volume populacional.

É lógico pensar que cada realidade de comunidades que se encontram a 500 km de distância é muito diferente, e que a instância governamental que possui maiores subsídios para avaliar a assistência da saúde da população seja o Município.

Mas também é lógico pensar que não vale a pena um município dispor de um equipamento caríssimo, que atenda a necessidade da assistência de todo tipo de doença, mesmo das que não ocorrem com um mínimo de frequência na sua população.

Os municípios então acabam se aparelhando com equipamentos para assistência primária (de baixa complexidade), referenciando a assistência de média e alta complexidade para os equipamentos do estado e da União, de modo a racionalizar os recursos.

No entanto, os municípios mais populosos, que arrecadam mais impostos, demandam mais serviços de assistência à saúde, e têm maior dificuldade na utilização dos equipamentos do estado para resolver sua necessidade de atendimento de média e alta complexidade, costumam operar hospitais municipais. Nesse caso, geralmente os hospitais subsistem com repasses federais, estaduais e municipais, além da própria receita obtida pela contrapartida da operação SUS.

E, tal qual ocorre no âmbito Estadual/Distrital, alguns desses hospitais operam a Porta 2 para reforçar sua receita a fim de garantir sustentabilidade, e com o "mesmo efeito colateral" acabam viabilizando a atuação de operadoras de planos de saúde nas regiões onde a oferta de hospitais privados é insuficiente para garantir a cobertura aos beneficiários.

CENÁRIO

Só pelo exposto já é possível concluir que o cenário do financiamento do sistema de saúde tem tudo para ser caótico: um país continental em que o sistema de saúde público depende da harmonia de interesses político-partidários, com operadoras de planos de saúde necessitando cumprir a demanda com serviços de saúde em número insuficiente na saúde suplementar.

Equipamentos públicos insuficientes para prestar assistência adequada à população reservando parte da sua capacidade operacional para captar recursos adicionais na saúde suplementar.

Atores

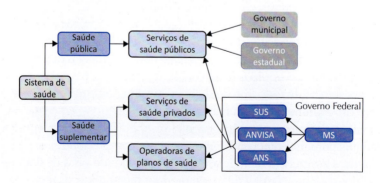

Temos dois sistemas de saúde, e de financiamento, que na teoria são distintos, mas na prática atendem o mesmo cliente (a população): a Saúde Pública e a Saúde Suplementar.

Temos hospitais públicos das três esferas governamentais (federal, estadual/distrital e municipal) que operam fundamentalmente no sistema SUS, mas alguns deles só sobrevivem com o acréscimo de receita que conseguem captar na saúde suplementar.

Temos serviços de saúde privados que operam fundamentalmente na saúde suplementar, mas em muitas situações viabilizam o SUS, especialmente as Santas Casas.

Temos as três esferas de governo:

- Que, como veremos, têm obrigação constitucional de prestar assistência à saúde da população;
- Mas que mesclam interesses político-partidários diferentes. Um mesmo cidadão pode estar vinculado ao governo municipal de um partido político, ao mesmo tempo vinculado ao governo estadual/distrital de outro partido político, e ao mesmo tempo vinculado ao governo federal de um terceiro partido político. E a maneira como o SUS foi idealizado exige harmonia *entre* os governos municipal, estadual/distrital e federal como requisito fundamental.

E temos as Operadoras de Planos de Saúde, que, como veremos:

- Atuam na saúde suplementar por motivos totalmente diferentes, algumas explorando uma mera atividade econômica;
- Outras com foco na assistência do grupo específico de beneficiários que representam;
- Outras com foco em obter melhor remuneração aos prestadores de serviços (cooperativas).

Em resumo, temos uma comunhão de atores com interesses totalmente divergentes, que acabaram desenhando um esquema de financiamento complexo e ineficaz, que prejudica a todos:

- Mesmo os que ganham poderiam ganhar mais se o sistema de financiamento fosse diferente;
- A população que depende do SUS está desassistida, *e* sem perspectiva de mudança pela maneira como o SUS faz a gestão da remuneração dos serviços de saúde;
- Os beneficiários dos planos de saúde com cada *vez* mais restrições de uso dos serviços;

- O próprio governo que regula mal e perde o controle da aplicação adequada dos recursos que acabam sendo utilizados de modo ineficaz.

Financiamento do SUS

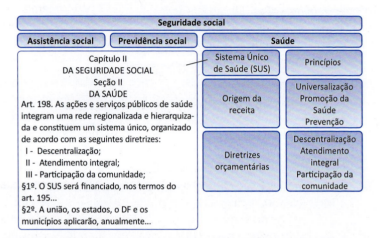

A gestão comercial da saúde pública exige que o administrador entenda que o SUS é um sistema que preconiza a "descentralização, o atendimento integral e a participação da sociedade, com recursos da União, Estados, Distrito Federal e Municípios", conforme descrito no Art. 198 da Constituição Federal, e sobretudo que "as ações e serviços públicos integram uma rede regionalizada e hierarquizada". Ele é claro no sentido de que um serviço público de saúde não se responsabiliza isoladamente pelo atendimento integral, mas sim faz parte de uma rede regionalizada e hierarquizada que viabiliza ao SUS o atendimento integral.

Os governos, nos três âmbitos da administração, devem funcionar integradamente de modo que as ações que determinado equipamento público não realiza sejam supridas por ações de outro equipamento público de qualquer instância. Como a rede é hierarquizada, o que não for suprido no âmbito do município deve ser suprido pelo âmbito Estadual/Distrital, e por sua vez o que a ele faltar deve ser suprido pelo âmbito da União. Isso não elimina a responsabilidade do município na atenção primária, se assim estiver planejada. Não elimina a responsabilidade de qualquer âmbito – apenas estabelece que as responsabilidades devam ser definidas de maneira que a "hierarquia superior" venha suprir as lacunas da "hierarquia inferior".

O artigo define também que a comunidade participe na organização do sistema, ou seja, as instâncias governamentais não podem definir a organização do SUS sem a participação da própria comunidade que dele se beneficiará. E o próprio artigo define também a origem do financiamento do sistema, definindo a contribuição da União, Estados, Distrito Federal e Municípios, para que o SUS subsista.

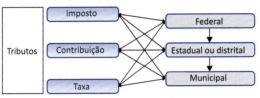

No Brasil, temos três tipos de tributos:
- Imposto, que é o dinheiro arrecadado pelo governo, para seu sustento, sem que o destino esteja previamente definido. O governo arrecada impostos e planeja como vai gastar de acordo com a necessidade. Geralmente o Poder Executivo planeja e o Poder Legislativo aprova o planejamento antes de ser colocado em prática;
- Contribuição, que é o dinheiro arrecadado pelo governo para sustentar uma determinada ação. O dinheiro arrecadado nas contribuições só pode ser aplicado para a finalidade que instituiu a contribuição, e não tem relação direta com a despesa que o governo tem para executar a ação. Geralmente a contribuição serve para auxiliar o governo no custeio de algo que somente a arrecadação dos impostos não seria suficiente;
- Taxa é o dinheiro arrecadado pelo governo teoricamente para custear uma determinada ação específica. O dinheiro arrecadado com as taxas teoricamente serve para auxiliar o governo no custeio de ações específicas, como se o cidadão estivesse pagando diretamente pelo serviço prestado.

O Brasil é reconhecidamente o país que relativamente menos retribui para a população proporcionalmente aos recursos que arrecada, ou seja, arrecada muito e retribui pouco pelo que poderia fazer com o que auferiu em tributos. O quadro demonstra que exis-

	Principais impostos	Outros tributos importantes
Âmbito federal	• IR: Renda • IPI: Produtos industrializados • IOF: Operações financeiras • IE: Exportações • II: Importações	• CSSL: Contribuição social sobre o lucro • FGTS: Fundo de garantia por tempo de serviço • INSS: Contribuição social pessoa física e pessoa jurídica
Âmbito estadual ou distrital	• ICMS: Circulação de mercadorias • IPVA: Veículos automotores	• TLVA: Taxa de licenciamento de veículos automotores
Âmbito municipal	• ISS: Serviços • IPTU: Propriedade territorial urbana	• TFE: Taxa de fiscalização de empresas

te uma infinidade de tributos, cada grupo deles gerido por um dos âmbitos governamentais. Por exemplo: o Imposto sobre a Renda (IR) é arrecadado pela União, enquanto o Imposto sobre Circulação de Mercadorias (ICMS) é gerido pelo estado, e o Imposto Sobre Serviços (ISS) é arrecadado pelo município.

Quem teve a oportunidade de caminhar pela rua Boa Vista (Cidade de São Paulo) no final de 2014 pôde observar que o "Impostômetro" (placar da Associação Comercial de São Paulo que exibe uma simulação do quanto o governo arrecadou de impostos) apontou a cifra de quase 1,8 trilhão de reais. Em 25/7/2016 ele já apontava 1,1 trilhão de reais, projetando arrecadação anual de mais de 2,5 trilhões de reais.

Parte desse dinheiro a Constituição garante que seja aplicada na saúde, e indicou que uma lei deveria regulamentar a participação da União, Estados, Distrito e Municípios. A Constituição foi promulgada em 1988, mas só em 2012 a Lei 141 regulamentou a questão, que da redação de 2014 vamos enfatizar:

LEI COMPLEMENTAR Nº 141, DE 13 DE JANEIRO DE 2012

Regulamenta o § 3° do art. 198 da Constituição ...
Art. 1° ...

I - o valor mínimo e normas de cálculo do montante mínimo a ser aplicado, anualmente, pela União ...

II - percentuais mínimos do produto da arrecadação de impostos a serem aplicados anualmente pelos Estados, pelo Distrito Federal e pelos Municípios ...

III - critérios de rateio dos recursos da União ... destinados aos Estados, ao Distrito Federal e aos Municípios, e dos Estados ... aos seus respectivos Municípios ...

IV - normas de fiscalização, avaliação e controle das despesas...

CAPÍTULO III - DA APLICAÇÃO DE RECURSOS EM AÇÕES E SERVIÇOS PÚBLICOS DE SAÚDE

Seção I - Dos Recursos Mínimos

Art. 5° A União aplicará, anualmente, em ações e serviços públicos de saúde, o montante correspondente ao valor empenhado no exercício financeiro anterior, ... acrescido de ... à variação nominal do Produto Interno Bruto (PIB) ocorrida no ano anterior ...

Art. 6° Os Estados e o Distrito Federal aplicarão, anualmente, ... no mínimo, 12% (doze por cento) da arrecadação dos impostos ... deduzidas as parcelas que forem transferidas aos respectivos Municípios.

Art. 7° Os Municípios e o Distrito Federal aplicarão anualmente em ações e serviços públicos de saúde, no mínimo, 15% (quinze por cento) ...

Levando em consideração a projeção de 2016:
- Considerando 2,5 trilhões de arrecadação por ano;
- Considerando 145 milhões de brasileiros que dependem exclusivamente do SUS;
- Considerando que o governo aplique, em todas as suas instâncias, somente 15% do que arrecada em saúde;
- O governo deve aplicar R$ 2.586,21 por habitante, por ano;
- Ou R$ 215,52 por habitante, por mês.

Por mais viés que possa existir nesse cálculo, não é possível deixar de concluir que existe recurso suficiente para que o SUS preste assistência adequada à população – é muito dinheiro: qualquer operadora de planos de saúde de qualquer país do mundo desejaria ter esse ticket médio de contribuição para prestar assistência à saúde de 145 milhões de pessoas!

Poderíamos aqui enumerar dezenas de razões que explicam o insucesso do SUS, mas vamos dar foco ao que interessa ao nosso estudo da Gestão Comercial Hospitalar.

O dinheiro arrecadado não chega onde deve:
- O dinheiro está lá na fonte, mas o gestor comercial hospitalar público não vai atrás dele;
- O gestor comercial hospitalar não conhece adequadamente o sistema de financiamento e as regras de remuneração.

SUS

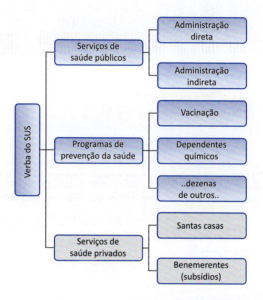

Sob o ponto de vista do financiamento (do negócio), a verba arrecadada para o SUS deve prioritariamente ser destinada:
- Para os serviços de saúde públicos, ou seja, para construir e manter equipamentos que são geridos pela administração pública de forma direta ou indireta;
- Para os programas de prevenção e promoção da saúde, como desenvolvimento e campanhas de vacinação, ações relacionadas aos cuidados com dependentes químicos e dezenas de outras similares;
- Na compra de serviços dos serviços de saúde privados para atender a demanda que os serviços de saúde públicos não conseguem absorver sozinhos, como é o caso do

financiamento para Santas Casas e subsídios para Entidades Benemerentes.

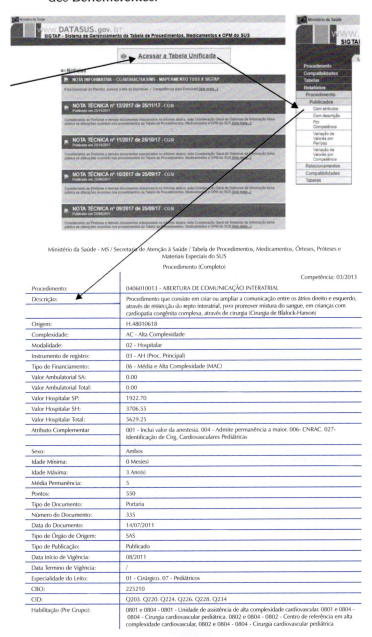

Veremos também que a base desenvolvida para remuneração (chamada SIGTAP ou Tabela Unificada do SUS) é uma referência adequada para a ação, inclusive elogiada e copiada em diversos países, além de ter sido a base da estruturação da remuneração da saúde suplementar no Brasil.

Por maiores que possam ser as críticas ao sistema de remuneração do SUS, especialmente o reajuste de preços, ele foi construído para remunerar os serviços de saúde de acordo com a sua produção, ou seja, são remunerados os serviços comprovadamente realizados, e a regra é única:

- A Tabela SIGTAP – a mesma Tabela SIGTAP – vale para todos: não existem tabelas diferentes dependendo de determinada condição de mercado;
- Como veremos, o que a tabela remunera basicamente são os procedimentos, e o preço já inclui os itens fundamentais para a realização do procedimento, exceto aquilo que varia muito dependendo das condições do paciente e da necessidade de utilização de materiais e medicamentos de alto custo, de intercorrências que exigem que o paciente permaneça mais tempo internado, da eventual necessidade de acolhimento de acompanhantes etc.

Mas é essencial citar que, talvez, metade da tabela descreve itens cujo valor é zero para determinados tipos de contas, porque a tabela serve também para medir produção, porque a maior parte dos hospitais recebe repasse fixo em função da produção, e esta é medida pelo apontamento de todos os itens da tabela, inclusive os de valor zerado. Esse repasse fixo, ou "contratualização", acaba sendo a institucionalização da mudança da "transferência técnica" dos repasses do SUS, para a "transferência política", que a experiência prova ter levado à ruína administrativa muitos serviços de saúde em diversas cidades brasileiras.

O responsável por uma unidade hospitalar pública geralmente é um médico, quase sempre sem formação adequada para gerir recursos, e no Brasil infelizmente tem a maior parte do seu tempo tomada por questões que literalmente não o deixam raciocinar. Por exemplo: ocorrências policiais dentro do pronto-socorro, greves e ineficiência do funcionalismo público, ordens judiciais sem qualquer cabimento, e uma série de eventos que desviam sua rotina sempre para "apagar incêndios". É completamente compreensível que ele não possa dispor de tempo para "correr atrás de dinheiro". Mas não é compreensível que ele deixe de dispor de uma estrutura responsável por fazer isso, porque a queda de recursos é sistêmica: quanto menos se faz a respeito, pior vai ficando a situação.

Já em relação ao responsável por uma unidade hospitalar privada que atende SUS, não conhecer as regras de remuneração e não dispor de uma estrutura comercial para materializar a correspondente receita pela prestação de serviços ao governo é algo absolutamente imperdoável.

Nos hospitais privados que só operam na Saúde Suplementar, costuma existir uma estrutura comercial. O questionamento vem quando se faz uma análise do grau de especialização dela em relação à complexidade das regras e práticas de remuneração na Saúde Suplementar, que, como veremos, são extremamente complexas.

Saúde Suplementar

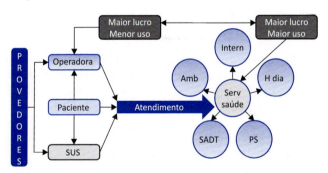

A lógica na Saúde Suplementar é baseada no lucro ou na redução de despesas, dependendo do provedor.

No Brasil, o paciente pode buscar o atendimento hospitalar:
1. Através do SUS, o que lhe garante o atendimento amplo, irrestrito e gratuito, mas infelizmente não lhe garante o atendimento, dada a insuficiência da rede de atendimento para atender a demanda;
2. Diretamente, pagando pelo atendimento com seus próprios recursos financeiros;

3. Intermediado por uma Operadora de Planos de Saúde. Ele, ou a empresa em que ele trabalha, ou uma instituição a que ele se vincula, paga uma contribuição geralmente mensal para a Operadora, que por sua vez paga o serviço de saúde pelos serviços prestados.

Os itens 2 e 3 dessa lista se referem ao universo da Saúde Suplementar, regulado no Brasil pela ANS.

O SUS e a Operadora de Planos de Saúde, no papel de pagar a conta hospitalar, são chamados de provedores: entidade de onde provém o dinheiro do pagamento.

Como a Saúde Suplementar é baseada no lucro e a contribuição paga ao provedor geralmente é fixa e mensal, a Operadora de Planos de Saúde atua em um negócio de risco, como uma seguradora em relação aos sinistros de outros tipos de seguros. Nesse tipo de negócio:

- Quanto maior o uso do serviço de saúde, maior o lucro do Hospital;
- Quanto menor o uso do serviço de saúde, maior o lucro da Operadora.

Esse conflito nativo da Saúde Suplementar nunca poderá ser eliminado, sejam quais forem a regra de formação dos preços, a regra de apresentação de contas, a regra de cobertura, a regra de atendimento ou qualquer outro tipo de regra editada pela ANS, ou defendida pelas entidades representativas de classes de profissionais ou empresas – uma regra sempre vai beneficiar ou o hospital, ou a operadora!

Um grande erro é tratar as operadoras de planos de saúde como se todas atuassem no mercado com o mesmo objetivo. Esta talvez seja a maior dificuldade da ANS no desenvolvimento dos seus instrumentos normativos: existem tipos de operadoras com interesses e atuação no mercado muito diferentes.

De maneira genérica, nenhuma delas se responsabiliza (na verdade não pode ser responsabilizada) pela saúde integral dos seus beneficiários, uma vez que a relação operadora – beneficiário é temporânea, ou seja, existe somente durante o tempo em que o beneficiário está vinculado a ela, pagando sua contribuição em troca do pagamento dos serviços prestados pelos serviços de saúde, em especial os hospitais.

As operadoras podem ser classificadas de diversas formas – o quadro faz a classificação com foco na necessidade da gestão comercial, ou seja, como o hospital prioritariamente deve lidar com elas no relacionamento comercial.

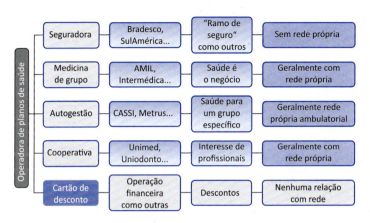

Seguradora

- Empresa que atua no segmento de seguros, e a saúde é apenas mais um dos "ramos do seguro" que ela opera.
- Atua no mercado para obter lucro. Se o ramo saúde der prejuízo, abandona a operação, vendendo sua carteira para outras empresas, da mesma maneira que faria se acontecesse o mesmo com o ramo de veículos, ou vida, ou residência etc.;
- Segue à risca as leis e normas, geralmente sem qualquer decisão discricionária;
- Geralmente são empresas de estrutura administrativa extremamente profissionalizada, podendo absorver processos de maior complexidade, aproveitando a base tecnológica que utiliza para todas as suas operações no mercado;
- Não tem rede própria – compra os serviços de outras empresas para prestar assistência aos seus beneficiários.

Medicina de Grupo

- Empresa que atua exclusivamente no segmento da saúde, com fins lucrativos;

- Procura utilizar todas as formas possíveis que o segmento da saúde oferece para reduzir custos, por exemplo, operando rede própria de serviços de saúde, eliminando a parcela da cadeia de valores que remunera a mantenedora dos hospitais e barateando o repasse para os profissionais assistenciais;
- É o ator da Saúde Suplementar que possui a maior visibilidade do mercado: como compra serviços dos concorrentes da sua rede própria, consegue comparar preços e custos hospitalares que os hospitais independentes não têm condições de fazer, uma vez que se tratam como concorrentes no mercado e naturalmente tendem a esconder suas práticas mutuamente;
- Nos últimos anos as redes próprias das medicinas de grupo cresceram significativamente, tanto pela necessidade de ofertar serviços de acordo com as regras mínimas de cobertura definidas pela ANS, quanto pela facilidade de obtenção de financiamento barato para construção de hospitais, quanto pela necessidade de baratear seus custos.

Autogestão

- Instituições formadas para operar planos de saúde para comunidades específicas, barateando o custo da assistência médica para essa comunidade;
- Geralmente são empresas sem fins lucrativos (muitas vezes fundações) vinculadas a uma grande empresa, cuja função é operar o plano de saúde e/ou previdência e/ou assistência social;
- Ao contrário de todas as outras, têm especial interesse em ações preventivas que podem resultar em redução de custos com a assistência média no longo prazo. As seguradoras e medicinas de grupo não sabem se o beneficiário estará vinculado a ela no próximo mês, mas a autogestão sabe que geralmente o beneficiário estará vinculado a ela até o fim da sua vida;
- Geralmente possui alguma rede ambulatorial própria, para reduzir custos, promover ações de prevenção e manter o controle sobre a vida assistencial dos seus beneficiários;

Organização e Financiamento do Sistema de Saúde

- E busca a excelência do atendimento assistencial, independentemente da hotelaria envolvida.

Cooperativas

- Organizações criadas para defender os interesses de profissionais que atuam no segmento da saúde, sendo as maiores e mais conhecidas as cooperativas do sistema Unimed. O sistema Unimed é composto de cooperativas regionais, coordenadas por confederações geralmente estaduais, vinculadas à central nacional, com uma estrutura muito parecida à dos sindicatos, federações e centrais nacionais de trabalhadores;
- Na essência, existe para defender o interesse dos cooperados e para isso explora todas as possibilidades legais da saúde suplementar operando planos de saúde, rede própria de serviços e compra de serviços de terceiros. As diferenças básicas em relação às medicinas de grupo são transparentes para os beneficiários de ambas:
  - O resultado (o lucro) teoricamente é aplicado na própria cooperativa e não remunera os acionistas (os cooperados);
  - Fazem parte da missão ações de desenvolvimento dos profissionais, especialmente os assistenciais.

Cartões de Desconto

- Não são operadoras de planos de saúde, mas são empresas de especial atenção para a saúde suplementar, cuja importância tem se acentuado gradativamente;
- Empresas que vendem cartões de desconto aos seus associados em troca da negociação de descontos em preços em todos os tipos de empresas comerciais, prestadoras de serviço etc. Negociam, por exemplo, desconto na tabela de preços do hospital. O paciente que procura o serviço hospitalar, seja por intermédio de um plano de saúde ou pagando a conta diretamente, tem desconto na conta. Esse desconto vale para a conta inteira, quando ele paga diretamente a conta, ou na diferença da conta que é apresentada pelo hospital referente aos itens não cobertos pelo plano de saúde que possui;

- Existe uma grande diversidade de planos de saúde que em vez de pagar a conta hospitalar reembolsam a despesa hospitalar de acordo com uma tabela prévia. Neste caso o paciente paga a conta e busca o reembolso junto à operadora, e geralmente o reembolso é menor do que o valor efetivamente pago. Essa situação favorece os pacientes que possuem cartões de desconto;
- Como tem sido cada vez maior o volume de pacientes que pagam contas hospitalares com recursos próprios, essas empresas crescem no mercado.

A operação de rede própria por parte das medicinas de grupo e cooperativas para reduzir custos não significa a intenção de reduzir a qualidade assistencial. Na maioria absoluta das vezes a redução de custo se dá pela menor oferta de nível de hotelaria.

Em algumas regiões a Unimed domina totalmente o mercado de saúde suplementar, especialmente em relação ao fato de a sua rede própria ser praticamente a única a atuar na saúde suplementar na região, o que impede a entrada no mercado de seguradoras e medicinas de grupo.

Os hospitais das redes próprias de medicinas de grupo e cooperativas, ao contrário do que se possa imaginar, atuam no mercado de fora praticamente igual aos demais – a única diferença é a negociação de preços com a mantenedora, que, também muito diferente do que se possa imaginar, pode ser maior ou menor que o praticado com os demais clientes, dependendo do interesse definido pelo mercado em que atuam. Por exemplo, em relação a uma medicina de grupo e seu hospital:
- Se a operadora atua pressionada no mercado, o preço do seu hospital tende a ser menor para ela e maior para as demais;
- Se a operadora domina o mercado e tem folga de oferta, o preço do seu hospital tenderá a ser maior para ela e menor para os demais.

Pelo exposto, é possível concluir que para que a gestão comercial hospitalar tenha sucesso na saúde suplementar não pode tratar todas as operadoras da mesma maneira. O gestor comercial hospitalar deve entender o tipo de empresa que compra seus serviços para que o relacionamento seja mais adequado para ambas as partes, e não perca mercado para os concorrentes.

Existe um ator obrigatório na saúde suplementar: o "corretor". Na intermediação da venda, o corretor geralmente é remunerado recebendo a primeira parcela integralmente, além de um porcentual de todas as contribuições. Isso gera na Saúde Suplementar quatro fatos da maior importância:

- Para o corretor, se o beneficiário abandonar um plano e for para outro, se o "agenciamento é dele", é melhor – vai receber a primeira parcela integral do novo;
- O beneficiário pode ser uma empresa de centenas de funcionários, portanto um "agenciamento" pode significar uma remuneração elevadíssima;
- Ele é o único ator na saúde suplementar que praticamente não tem custo relacionado à sua receita;
- Grandes corretoras se apresentam no mercado dando a impressão de ser operadoras, mas na verdade são corretoras que intermediam o relacionamento do beneficiário com a operadora.

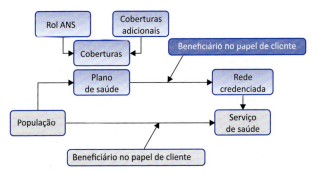

Diferentemente do SUS, em que a Constituição define que a assistência à saúde da população é integral, ou seja, não existem limites para a sua necessidade, na saúde suplementar a ANS estabelece limites para as operadoras prestarem a assistência à saúde dos seus beneficiários – é o chamado "Rol da ANS", que descreve o que as operadoras têm obrigação de fazer para operar qualquer tipo de plano de saúde. Esse Rol tem diversas lacunas de interpretação e dota a saúde suplementar de regras extremamente complexas e polêmicas, que inclusive alimentam um grande volume de ações na justiça.

Por exemplo, quando relacionamos o plano ao padrão de hotelaria:

- O Rol define que o plano deve cobrir internação, mas não especifica exatamente o padrão de hotelaria associado à internação;
- Como cada pessoa tem conceito próprio sobre a hotelaria mínima que deseja para seu atendimento, as operadoras vendem seus planos com preços diferentes, utilizando como um dos critérios de distinção os hospitais que oferecem níveis de hotelaria diferenciados. Assim, cobram mais caro por um plano que dá direito ao hospital X que tem hotelaria mais luxuosa e mais barato por um plano Y que não dá direito a esse hospital;
- E se eventualmente o plano passar a divergir no relacionamento com o hospital X, substitui por outro que considera de igual padrão, sem que o beneficiário, que comprou o plano devido ao hospital X, tenha o direito de ressarcimento caso não concorde com a avaliação da operadora.

Outro exemplo, quando relacionamos a rede credenciada:
- A operadora é obrigada a prestar na rede credenciada por ela apresentada todos os serviços que constam no Rol, mas isso não significa que em qualquer hospital da rede todos os serviços têm cobertura. Ela pode credenciar o hospital X para os atendimentos ambulatoriais, mas não para as internações;
- Desta maneira, uma mulher que faz todo o pré-natal no ambulatório do hospital X pode não ter direito de fazer o parto nele, e o médico que acompanhou todo o pré-natal pode realizar o procedimento somente em outro hospital.

Em resumo, as operadoras cobram X pelo plano básico, e esse plano básico obrigatoriamente deve garantir que tudo que conste no Rol da ANS esteja ao alcance dos beneficiários do plano – e oferta planos mais caros quanto maiores forem as coberturas adicionais, ou seja, os produtos e serviços que não estão descritos no Rol da ANS, ou que não estão claramente definidos no Rol da ANS.

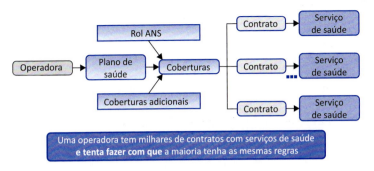

Uma operadora tem milhares de contratos com serviços de saúde e **tenta fazer com que** a maioria tenha as mesmas regras

Para cumprir sua missão legal, considerando que ela deve formalizar contrato com hospitais, clínicas, centros de diagnósticos, profissionais assistenciais "pessoa jurídica" etc., a operadora se obriga a formalizar milhares de contratos com serviços de saúde. Para que a gestão desses contratos seja minimamente viável, a operadora tenta fazer com que a maioria deles tenha as mesmas regras, abrindo exceção para os serviços de saúde diferenciados, especialmente os que suprem demanda de maior importância para seu negócio.

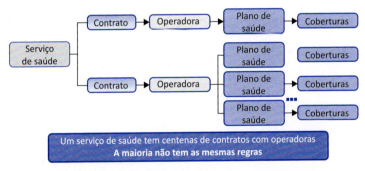

Um serviço de saúde tem centenas de contratos com operadoras
A maioria não tem as mesmas regras

A maioria dos hospitais, por sua vez, tem centenas de contratos com operadoras de planos de saúde, e como as operadoras geralmente têm maior força de negociação e interesses diferentes em relação ao que o hospital oferta, a maioria dos contratos contém regras totalmente diferentes.

Para os hospitais o Rol da ANS não tem importância na formalização dos contratos (geralmente nem é citado no contrato). Mas comercialmente é importante porque ele vai tentar credenciar junto às operadoras tudo que estiver no Rol e fizer parte do seu portfólio de serviços.

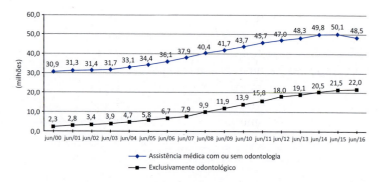

O gráfico da figura acima, publicado pela ANS, demonstra a evolução do volume de beneficiários das operadoras da saúde suplementar no Brasil: em 15 anos cresceu de 31 milhões para 51 milhões de beneficiários, mas em 2016 teve a primeira queda de crescimento. Alguns atribuem ao colapso provocado pela maior crise econômica brasileira, outros, ao fato de a saúde suplementar finalmente ter chegado ao seu limite de viabilidade. O tempo dirá quem tem razão, mas para nosso estudo o que importa é que, agora que o sistema deixou de crescer, entender a forma de financiamento, buscar oportunidades, adequar o sistema de venda e de realização da receita, enfim, "correr atrás do dinheiro" passou a ter ainda maior importância, porque é justamente nesses momentos de escassez de recursos que as empresas podem sucumbir.

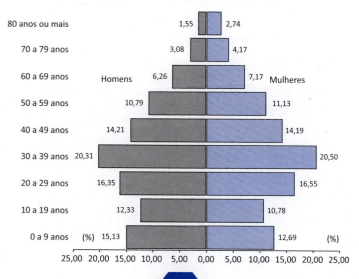

O gráfico da ANS, mostrado na figura acima, demonstra a distribuição dos beneficiários de planos de saúde por faixa etária. Pode-se concluir que a maior parcela de beneficiários (faixa entre 30 a 39 anos) é justamente a que costuma utilizar menos os serviços de saúde e, de maneira curiosa, diferentemente da pirâmide populacional bruta, a base da pirâmide (0 a 9 anos de idade) tem relativamente mais beneficiários do que a faixa seguinte (10 a 19 anos).

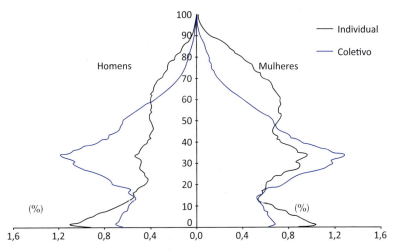

O gráfico da ANS, mostrado na figura acima, indica que a procura por planos individuais tem sido majoritariamente de mulheres da terceira idade, que tradicionalmente são as maiores usuárias dos serviços de saúde.

Compilando os três gráficos, concluímos que o negócio Saúde Suplementar do momento é vender planos de saúde para mulheres da terceira idade, e que provavelmente elas estão também financiando o plano de saúde dos seus netos. Uma operadora do tipo medicina de grupo, atuando nesse segmento de mercado, não por coincidência, é a que está obtendo o maior crescimento no mercado, e sua rede própria vem crescendo geometricamente nas regiões em que atua.

Gestão Comercial Hospitalar

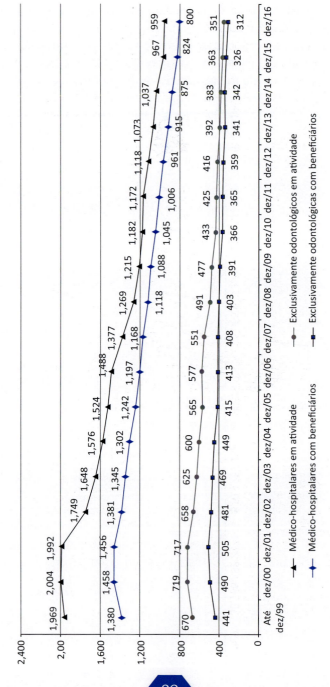

Organização e Financiamento do Sistema de Saúde

O gráfico ao lado, da ANS, demonstra que o número de operadoras mantém a tendência de redução – as grandes operadoras vão gradativamente incorporando as pequenas e concentrando o mercado, cada vez mais, em um número menor de empresas.

Ano	Receita de contraprestações	Outras receitas operacionais	Despesa assistencial	Despesa administrativa	Despesa de comercialização	Outras despesas operacionais
2006	41.716.465.643	0	33.267.151.262	7.195.262.927	0	0
2007	50.766.682.227	8.518.257.132	40.905.609.888	6.566.913.198	1.317.341.891	8.074.411.859
2008	59.280.249.465	9.059.418.948	47.630.483.300	10.257.737.705	1.656.326.635	8.555.676.794
2009	64.404.379.852	11.914.563.534	53.463.518.036	10.893.142.233	1.919.537.766	9.932.485.239
2010	72.578.210.767	13.890.053.247	58.941.712.605	11.677.378.215	2.201.732.337	12.270.505.831
2011	82.316.439.498	14.609.221.179	67.855.757.878	12.407.939.608	2.602.737.721	13.876.747.148
2012	92.913.289.781	14.219.902.298	78.950.770.755	13.315.140.966	2.962.567.343	13.340.313.097
2013	106.494.874.376	14.930.187.756	89.737.586.633	13.967.935.177	3.277.011.013	13.622.729.475
2014	123.697.805.866	14.936.896.448	105.171.141.124	15.550.724.976	3.896.429.067	14.477.484.598
2015	139.524.306.343	15.289.658.135	118.027.027.519	16.246.152.365	4.502.481.757	15.501.891.419
2016	37.208.381.361	3.802.785.033	30.372.628.723	4.041.007.929	1.218.077.083	3.993.998.443

O quadro da ANS mostrado anteriormente, descreve a evolução da "rentabilidade" das operadoras ao longo do tempo: quanto arrecadou dos beneficiários (contraprestações) e quando gastou com os serviços de saúde:

- Esse quadro tem o viés de colocar "no mesmo bolo" as operadoras que possuem rede própria e as que não têm. Como comentamos, a rede própria pratica preços de acordo com a conveniência da operadora-mãe, portanto a despesa mescla custo real de mercado com custo manipulado;
- Tem também o viés de colocar "no mesmo bolo" operadoras com fins lucrativos e as que não têm o menor interesse neles. A autogestão, cuja gestão pretende "empatar em 0 a 0" a receita e a despesa, está na tabela junto com a seguradora que deseja que a rentabilidade do ramo de saúde seja maior que a aplicação na bolsa de valores.

Mesmo com viés, a tabela demonstra claramente que atuar na saúde suplementar é uma atividade lucrativa para as operadoras – por isso o interesse do capital estrangeiro em dominar esse segmento de mercado no Brasil.

ORGANIZAÇÃO DO SISTEMA

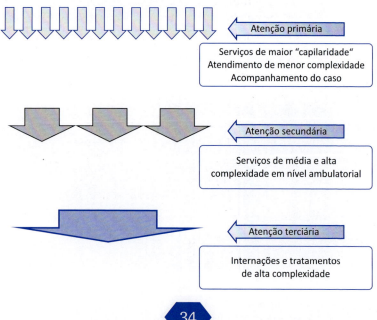

O SUS e a Saúde Suplementar, apesar das grandes diferenças, têm uma coisa em comum: a necessidade de reduzir custos otimizando ao máximo seus escassos recursos. Como a medicina vai incorporando novas tecnologias sem se desfazer das anteriores, e nem sempre há demanda para utilização plena dos serviços mais caros, utiliza-se a prática da hierarquização dos serviços tanto no SUS quanto na Saúde Suplementar:

- O maior volume de serviços de saúde deve estar equipado para a assistência de baixa complexidade, chamada de "Atenção Primária". Esses serviços têm como missão as ações de prevenção, diagnóstico e encaminhamento adequado dos pacientes, quando necessário, aos serviços equipados para assistência de média e alta complexidade;
- Em volume menor, existem os serviços de saúde um pouco mais equipados, geralmente com equipamentos para diagnóstico de maior custo e capacidade para realização de procedimentos de média complexidade, que servem como retaguarda e seguimento da atenção primária, e até suporte para serviços de alta complexidade dependendo da demanda. É o que se chama de "Atenção Secundária";
- E em volume muito menor os serviços equipados para procedimentos de alta complexidade, cujo custo operacional é muito maior que os demais e por essa razão só se viabilizam quando a sua capacidade operacional é praticamente toda ocupada pela demanda. E é o que se chama de "Atenção Terciária".

Serviços de saúde		
Atenção primária	Atenção secundária	Atenção terciária
Atenção domiciliar Saúde familiar *Home care*	SADT: Ambulatório de especialidades Centro de diagnóstico	Hospital
Ambulatório: Unidade básicas de saúde Consultórios	Pronto-socorro Pronto-atendimento	

Hospital, nosso ponto de atenção, só se viabiliza economicamente na atenção terciária, porque é dotado de estrutura organizacional e de infraestrutura de custo elevado. Para compatibilizar a receita aos gastos só se viabiliza realizando procedimentos de alta complexidade, em que as regras de remuneração definem a prática de preços adequada.

Infelizmente, no Brasil temos alguns problemas:

- Nos hospitais públicos, filantrópicos e vinculados à administração pública de forma indireta, a gestão sofre pressão política:
  - Os hospitais acabam sendo equipados para atender atenção primária, secundária e terciária, porque não existem equipamentos públicos especificamente para isso;
  - E o nível de problema que a gestão enfrenta evidentemente recai quase exclusivamente na atenção primária, que é onde existem o maior volume de atendimento, o maior volume de problemas com abastecimento e escalas de pessoal, e evidentemente de reclamações;
  - Para fazer simplesmente o que deveria, que é atender pacientes internados referenciados pelos serviços de atenção primária e secundária, o hospital acaba sendo prejudicado, muitas vezes transferindo recursos para o ambulatório e pronto-socorro em detrimento da já pouca capacidade operacional para internar pacientes, e na fila para internação e/ou cirurgias, comumente, o paciente chega ao absurdo de aguardar meses (para não dizer anos) na fila de espera;
  - Com a "contratualização" e a consequente remuneração fixa, o hospital pensa duas vezes se deseja atender pacientes de maior complexidade ou não, uma vez que a receita será a mesma, mas a despesa muda completamente;
- Nos hospitais privados, como não existe qualquer tipo de integração na assistência dos pacientes da saúde suplementar:
  - O ambulatório e pronto-socorro é a única porta de entrada dos hospitais. Se o paciente vai a um ambulatório qualquer, mesmo nas proximidades do hospital, e evoluir para

uma internação, nada garante que ele venha a consumir produtos no hospital – ele pode ir para o concorrente;

- Então o hospital se equipa com serviços ambulatoriais e com pronto-socorro para inserir o paciente no seu cenário, evitando que ele procure outro hospital – ele sabe que esses serviços são deficitários sob o ponto de vista do negócio, mas investe nesse prejuízo para obter o seu lucro na internação;
- Mas se o hospital for de rede própria, e só atende pacientes do plano de saúde da sua mantenedora, a lógica na saúde suplementar é a mesma da área pública. Diferentemente do privado com fins lucrativos que necessita do paciente de alta complexidade para alcançar sua rentabilidade, este faz de tudo para atender pacientes de baixa complexidade, que demandam menos custo assistencial.

Resumo do que define o mercado hospitalar no Brasil sob esse aspecto:

- O hospital privado com fins lucrativos corre atrás do paciente, faz tudo o que for necessário para trazer o paciente de alta complexidade para dentro, enquanto os demais fogem do paciente de alta complexidade;
- Tanto o hospital público como o privado sabem que não devem realizar atenção primária e secundária, porque são inviáveis sob o ponto de vista econômico, mas tanto o público como o privado necessitam fazer isso: o público por motivos políticos e o privado porque é a única forma de ocupar seus leitos;
- Em qualquer situação esse cenário influi na rentabilidade hospitalar, e é necessário existir uma estrutura que avalia e direciona ações para mitigar riscos e problemas relacionados a isso:
  - A Gestão Comercial Hospitalar – nenhuma outra estrutura organizacional hospitalar tem como missão cuidar disso;
  - Pode o hospital ter isso na agenda do planejamento estratégico e no plano de marketing, mas uma coisa é planejar, outra é atuar sistematicamente e rotineiramente, da maneira como o assunto exige que se faça.

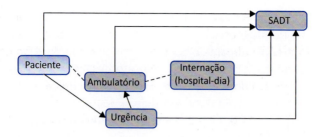

A lógica do atendimento do paciente, tanto no SUS como na saúde suplementar, é então fragmentada em quatro tipos básicos de atendimento, e esses quatro tipos de atendimento servem de base para a definição das regras de remuneração nos dois sistemas. Os contratos na saúde suplementar são definidos em função deles, e o repasse do SUS também.

Urgência

- Atendimento que envolve procedimentos assistenciais que não permitem ao paciente aguardar agendamento;
- Não se enquadra no atendimento de urgência qualquer procedimento que pode ser realizado no ambulatório, de modo eletivo.

Ambulatorial

- Atendimento eletivo (agendado) para procedimentos que não necessitam de internação do paciente. Na maior parte das vezes é uma consulta médica ou com profissional multidisciplinar assistencial;
- Também se enquadram em atendimento ambulatorial os procedimentos de baixa complexidade, como cirurgias ambulatoriais de pequeno porte.

Internação (ou Hospital-Dia)

- Atendimento que pode ser eletivo (planejado e agendado) em consequência do atendimento ambulatorial, ou sequência de um atendimento tipo urgência, em que o paciente será submetido a um procedimento de média ou alta complexidade;

- O atendimento utiliza diretamente a estrutura hospitalar, ou exige que a estrutura esteja disponível em caso de necessidade. Geralmente o paciente é internado (pernoita no hospital), mas para determinados procedimentos não – então a internação é classificada como Hospital-Dia.

SADT (Serviços de Atendimento Diagnóstico/Terápico)

- Atendimento eletivo (planejado ou agendado) exclusivamente para realização de exames diagnósticos e serviços de terapia;
- O termo SADT pode se referir a esse tipo de atendimento, ou simplesmente dá nome ao conjunto de serviços de diagnóstico e terapia de um serviço.

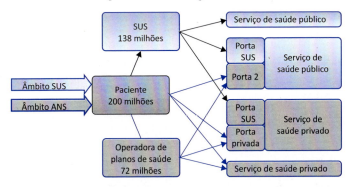

Pelo exposto até o momento, infelizmente o financiamento da saúde no Brasil é regido por dois sistemas, que se interligam de maneira complexa e confusa, mesmo para a maioria dos profissionais que atuam no segmento:
- Deveria haver hospitais públicos atendendo apenas pacientes do SUS e hospitais privados atendendo apenas pacientes da saúde suplementar, mas:
  - Existem muitos públicos atendendo saúde suplementar na Porta 2 para se viabilizar financeiramente, em detrimento do atendimento da população que depende exclusivamente do SUS;
  - Existe uma infinidade de hospitais privados que atendem SUS, e em determinadas regiões são os únicos à disposição da população SUS;

- Deveria haver nos hospitais apenas atendimento do tipo internação, mas especialmente na saúde suplementar é comum a existência de atendimentos ambulatoriais, de urgência e de SADT;
- O governo utiliza artifícios para restringir o pagamento de atenção básica aos hospitais, direcionando recursos para instituições que só fazem isso, ao mesmo tempo que obriga que eles façam isso porque essas instituições não conseguem atender a enorme demanda da atenção primária;
- E como boa parte dos hospitais brasileiros, públicos e privados, atende SUS e saúde suplementar, fica evidente a complexidade da gestão, especialmente os aspectos comerciais.

HOSPITAIS BRASILEIROS

O segmento hospitalar esteve estagnado durante muito tempo no Brasil. Apenas na última década os movimentos governamentais e da iniciativa privada trouxeram alguma novidade, impulsionados pelo crescimento proporcional da parcela da população que ingressou na saúde suplementar.

Mas os hospitais, como negócio, ainda estão muito aquém do potencial do segmento:
- Na área pública, o governo ainda trata a saúde como plataforma eleitoral, baseando a campanha no discurso sempre na inauguração de novos hospitais e nunca na busca da eficiência, eficácia e efetividade dos hospitais como alicerce para melhoria do sistema público de saúde. Essa realidade provoca o surgimento cada vez em maior escala de novos hospitais que se tornam obsoletos quase que instantaneamente por falta de gestão adequada;
- Na área privada é evidente a carência de mão de obra especializada para atender a demanda, tanto na área assistencial quanto nas áreas administrativa, financeira e comercial.

Origem dos Hospitais Brasileiros

A queda de beneficiários na Saúde Suplementar e a completa estagnação do sistema público de saúde não surgiram inesperadamente. Muito pelo contrário, os professores das escolas de administração hospitalar, entre os quais me incluo, alertam há décadas que os sistemas entrariam em colapso.

A origem dos principais hospitais brasileiros tem aspectos comuns, desenhou o futuro que conhecemos, e o poder público nada fez para mudar o rumo, porque a solução exige esforço político que a maioria absoluta deles não inclui na sua agenda.

HISTÓRICO

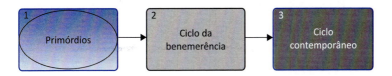

Podemos classificar o histórico dos hospitais brasileiros em três etapas. A primeira chamamos de "primórdios":

- Época em que os hospitais eram criados fundamentalmente por ações sanitaristas. O processo da cura era incipiente e a maioria dos tratamentos de alta complexidade se resumia a apartar o doente da sociedade durante a fase final da sua vida;
- Uma época de baixa efetividade de tratamento e alta probabilidade de óbito;
- O foco "sanitarista" priorizava a não proliferação da doença para o restante da população. O termo "internar" estava diretamente relacionado a manter o doente totalmente fora, ou isolado, do convívio com a sociedade;
- Eram hospitais mantidos pelo Poder Público e pela Igreja Católica (Santas Casas) – e parte deles sobrevive até os dias de hoje, evidentemente com outro foco.

É fácil identificar os hospitais que surgiram nessa época, ao notar a presença muito próxima de cemitérios. Especialmente os hospitais públicos e as Santas Casas fundadas até a metade do século passado estão localizados muito próximo de cemitérios públicos. O tempo passou, o foco deles mudou, mas o sinal de sua origem permanece visível.

Algumas instituições que tratavam doenças transmissíveis ou de outros tipos de doenças de internação compulsória eram literalmente cidades:
- É possível visitar hoje o que sobrou de instituições no estado de São Paulo para portadores de hanseníase, ou de doenças psiquiátricas;
- Ainda restam colônias com algumas centenas de moradores. Essas colônias em alguns desses hospitais já abrigaram mais de 15.000 doentes – não se engane: 15.000 em cada um deles e não no total;
- É possível visitar dentro das suas instalações antigas igrejas, delegacias, cadeias, cinemas, e tudo que era necessário para o convívio de milhares de pessoas que não podiam sair das suas dependências para nada;
- Hoje ainda funcionam, com a maior parte das suas instalações inativas, tratando dos sobreviventes dessa época;
- Alguns deles se especializaram tanto em determinados procedimentos que acabaram se tornando referência em outras especialidades. Por exemplo: um hospital no interior do estado de São Paulo se especializou tanto em cirurgias dermatológicas e oftalmológicas para pacientes com hanseníase que é referência internacional para esses procedimentos em casos de altíssima complexidade para qualquer tipo de paciente.

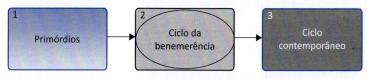

A seguir vivemos o "ciclo da benemerência":
- Identificado pelo surgimento dos Hospitais de Colônias de Imigrantes:
  - Defendiam os interesses de suas comunidades, desassistidas pelos hospitais mantidos pelo Poder Público e pela Igreja;
  - Inclusive com foco nas patologias mais comuns do seu grupo populacional;
- Foram e são até hoje fundamentais no auxílio à população carente, uma vez que suas atividades sempre tiveram como pano de fundo o aspecto "social";

- Eram mantidos pelas próprias colônias, em organizações de utilidade pública (sociedades benemerentes, ou filantropias);
- A maioria deles existe ainda hoje, evidentemente com outra forma de sustentabilidade econômica.

Os hospitais dessa época experimentaram crescimento desordenado, adquirindo imóveis na sua vizinhança e expandindo sua área física. Transitando no complexo hospitalar desses hospitais é possível notar a diferença arquitetônica dos edifícios, alguns deles preservando os mais antigos até como patrimônio histórico, o que até costuma lhe render imagem de solidez e credibilidade junto à opinião pública.

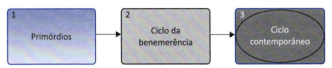

Até chegarmos ao "ciclo contemporâneo", dos hospitais que conhecemos atualmente. As instituições de maior credibilidade surgiram nos ciclos anteriores e foram se adaptando à evolução do mercado e se modificando para se enquadrar nas exigências político-governamentais e ao mercado privado, que passou, definitivamente, a definir a saúde como uma atividade econômica em que se pode obter lucro ao mesmo tempo que se curam as doenças das pessoas.

EVOLUÇÃO

A evolução direcionou os hospitais a se enquadrarem prioritariamente como empresas, escolas e serviços de saúde pública.

Hospital-Empresa

- Negócio cujo lucro remunera investidores, ou está inserido em uma cadeia de valores relacionada à saúde suplementar (hospitais de redes credenciadas);
- Mantidos por grupos de empreendedores (investidores).

Hospital-Escola

- Forma mão de obra assistencial (medicina, enfermagem, fisioterapia, nutrição etc.), ao mesmo tempo que contribui

com o sistema de saúde público, e eventualmente também está inserido no âmbito da saúde suplementar (Porta 2);
- Mantidos pelo governo, ou por instituição de ensino privada.

Serviço de Saúde Público

- Criado e dimensionado, especializado ou não, para suprir necessidade do sistema de saúde pública;
- Mantido pelo governo (federal, estadual, distrital ou municipal).

Instituições de Maior Relevância para o Sistema de Saúde sob o aspecto comercial

Em "todo canto" do Brasil existe um hospital, a maioria absoluta deles voltada para ações regionais, de grande significância para uma ínfima parcela da população brasileira, ou seja, no pequeno espaço regional em que ele está localizado, sempre tem um grande valor.

Isoladamente porém apenas alguns poucos hospitais têm alguma relevância para o sistema de saúde como um todo na visão comercial – estes são "produtos" de maior valor comercial. A maioria absoluta tem valor por estar inserida em um grupo de relevância.

DE COMUNIDADES FILANTRÓPICAS

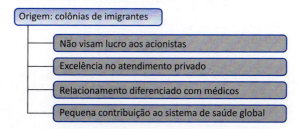

Fundados pelas colônias de imigrantes, embora sua contribuição seja pequena em relação ao volume de pacientes atendidos no sistema de saúde global brasileiro, não visam lucro aos acionistas, geralmente primam pela excelência no atendimento privado e mantêm relacionamento diferenciado com médicos, especialmente os que se originam da própria colônia.

É comum observarmos na mídia a divulgação do seu nome acolhendo para tratamento personalidades públicas e a divulgação de investimentos em tecnologia de ponta. A fama e a tecnologia de ponta, além da excelência no atendimento em saúde suplementar, geralmente os credenciam como hospitais que definem o preço do plano mais caro oferecido pelas operadoras.

Na cidade de São Paulo, por exemplo, podem ser citados o Hospital Israelita Albert Einstein, a Sociedade Beneficente de Senhoras Hospital Sírio-Libanês, a Beneficência Portuguesa e o Hospital Nipo-Brasileiro, entre outros. Reconhecidamente hospitais que primam pela excelência assistencial, construíram uma marca de grande valor no mercado, mas, somados todos os atendimentos que fazem aos seus pacientes, certamente não devem representar nem 0,5% do volume de atendimento realizado no sistema de saúde da região em que atuam.

DE INSTITUIÇÕES RELIGIOSAS

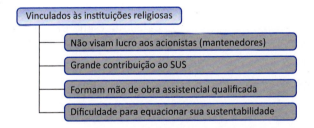

Geridos por instituições religiosas, geralmente têm dificuldade para equacionar sua sustentabilidade, embora não visem lucro para os mantenedores (acionistas). São hospitais de grande contribuição ao sistema SUS e na formação de mão de obra assistencial. Na cidade de São Paulo o exemplo típico é a Santa Casa de Misericórdia de São Paulo. A sua contribuição ao sistema de saúde é tão significativa que quando passou por dificuldade cogitou-se uma série de ações para auxiliar a equacionar a solução, mas jamais fechar a instituição.

VINCULADOS ÀS INSTITUIÇÕES DE ENSINO E PESQUISA

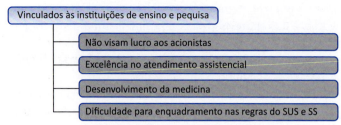

Representam a maior parte das ilhas de excelência do atendimento SUS, além de desenvolver a medicina e não ter o lucro como meta. Justamente por desenvolver a medicina, especialmente os procedimentos cirúrgicos, têm alguma dificuldade de enquadramento nas regras de remuneração do SUS e da Saúde Suplementar.

Na cidade de São Paulo são exemplos o Hospital das Clínicas da Faculdade de Medicina da USP e o Hospital São Paulo da Unifesp. A rede de hospitais vinculada à Administração Direta possui grande capacidade operacional para realizar os procedimentos mais usuais, mas quando o paciente necessita de procedimentos mais complexos a rede direciona os pacientes para esses hospitais. Um exemplo típico: paciente da rede pública que necessita de transplante de coração é preferencialmente direcionado para o InCor – Instituto do Coração do HCFMUSP.

VINCULADOS À COOPERATIVA OU OPERADORA

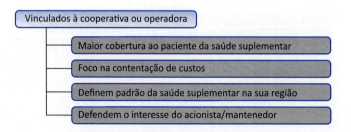

Chamados de "Hospitais da Rede Própria", na essência defendem o interesse do acionista (operadora ou cooperativa), geralmente com foco na redução de custos. Eventualmente em regiões onde dominam o mercado, definem o padrão de preços e coberturas. De modo geral, para o segurado, proveem a maior cobertura relativa em relação aos outros planos – não necessariamente onde o segurado gostaria, mas com maior abrangência e disponibilidade.

Na cidade de São Paulo são exemplos o Hospital TotalCor da Amil e o Hospital Santa Cecília do Grupo Notredame-Intermédica. No interior do estado de São Paulo, o Hospital São Joaquim da Unimed Franca. Seu atendimento é basicamente definido por protocolos assistenciais padronizados – raramente o paciente que se habitua a essa prática de atendimento prefere trocar esse padrão de qualidade por aspectos de hotelaria.

PÚBLICOS DA ADMINISTRAÇÃO DIRETA DO GOVERNO

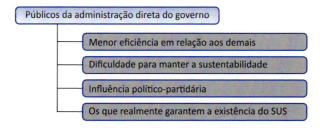

São os que realmente garantem a existência do SUS. Devido à influência político-partidária na sua gestão e às regras do funcionalismo público, geralmente são instituições de menor eficiência em relação aos demais tipos de hospital. Essas nuances geralmente acarretam dificuldade para que o hospital se mantenha sustentável, e consequentemente ao próprio cumprimento das suas metas assistenciais.

Na cidade de São Paulo os exemplos típicos são o Hospital Geral Vila Nova Cachoeirinha e o Hospital Regional Sul, e no interior do estado de São Paulo, o Hospital Regional de Assis, o Instituto Lauro de Souza Lima, o Complexo Hospitalar do Juquery. Para identificar a importância deles basta perguntar: qual instituição se proporia a tratar de pacientes psiquiátricos ou com hanseníase uma vez que o sistema de remuneração do SUS não é suficiente para cobrir nem mesmo as despesas com medicamentos para esse tipo de paciente?

MISSÃO, VISÃO E VALORES

Esta breve apresentação do mercado hospitalar é fundamental para posicionar o Gestor Comercial Hospitalar sobre os cuidados que deve ter para atuar no segmento.

É importante saber como funciona o mercado, quais as regras de remuneração, como os hospitais se organizam em grupo, como se definem os produtos hospitalares etc.

Mas é fundamental (e mais importante que qualquer outra coisa) entender que não é possível gerir comercialmente os hospitais da mesma maneira: é necessário entender de que tipo de hospital estamos tratando e, principalmente, qual o interesse da mantenedora, para definir as diretrizes comerciais.

Como em qualquer outro segmento, os parâmetros básicos do planejamento estratégico (Missão, Visão e Valores) definem fundamentalmente o modo como o hospital vai se relacionar comercialmente com os provedores, pacientes, fornecedores, e com a sociedade de modo geral.

Infelizmente, o aspecto ético associado à prática da medicina condena antecipadamente as instituições que atuam no mercado na busca de lucro, como se isso fosse algum crime. O conceito ético por trás disso é equivocado: se o hospital não faz nada fora do que a lei permite, obter lucro não é motivo para condenação – muito pelo contrário: se contribuem para prestar assistência aos pacientes e ainda obtêm lucro, são muito bem-vindos, até para ensinar às instituições deficitárias como a gestão hospitalar deve ser feita!

O que se espera da Gestão Comercial Hospitalar geralmente está explicitado na sua Missão, Visão e Valores. Vamos nos utilizar de exemplos que estão na própria página de alguns hospitais na Internet, propositalmente sem citar-lhes o nome, embora fique evidente de qual hospital se trata.

Exemplo 1

- Missão
  - Oferecer excelência de qualidade no âmbito da saúde, da geração do conhecimento e da responsabilidade social, como forma de evidenciar a contribuição da comunidade judaica à sociedade brasileira

Organização e Financiamento do Sistema de Saúde

- Visão
  - Ser líder e inovador na assistência médico-hospitalar, referência na gestão do conhecimento e reconhecido pelo comprometimento com a responsabilidade social
- Valores
  - Preceitos Judaicos: *Mitzvá* (Boas Ações), *Refuá* (Saúde), *Chinuch* (Educação) e *Tsedaká* (Justiça Social), somados aos valores organizacionais: Honestidade, Verdade, Integridade, Diligência, Competência e Justiça

É evidente se tratar de um Hospital de Colônia de Imigrantes, que prima pela excelência no atendimento dos pacientes. E é mais evidente ainda que ele quer ser um exemplo de retribuição da comunidade que representa para a sociedade em que se insere (o Brasil).

Não se pode entender que a Gestão Comercial nesse hospital seja conduzida prioritariamente para reduzir custos assistenciais, ou para integrar o hospital no sistema de saúde. Esse hospital quer se destacar em relação aos demais, portanto o seu produto deve ser absolutamente diferenciado e ter reconhecimento para ser valorizado.

E ele tem sido referência na excelência da saúde no Brasil há décadas – não é necessário citar seu nome, e qualquer pessoa, ao bater os olhos na sua missão, visão e valores, identifica claramente a qual hospital se referem.

É muito simples concluir que a missão desse hospital no ciclo da benemerência certamente era muito diferente do atual. Ele foi evoluindo conforme o mercado foi exigindo, e a Gestão Comercial foi obrigada a se modificar para manter sua existência de maneira sustentável.

Exemplo 2

- Missão/Visão
  - Ser instituição de excelência reconhecida nacional e internacionalmente em ensino, pesquisa e atenção à saúde
- Valores
  - Ética, Humanismo, Responsabilidade Social, Pluralismo, Pioneirismo e Compromisso Institucional

É evidente se tratar de um hospital público, vinculado a uma universidade. Atende pacientes do SUS e da Saúde Suplementar. E é evidente que não se preocupa prioritariamente em suprir as demandas do SUS, ou os requisitos da Saúde Suplementar – define que quer ser uma instituição reconhecida mundialmente em ensino, pesquisa e atenção à saúde.

Tem sido a instituição de maior produção em ensino e pesquisa no Brasil há décadas, ao mesmo tempo que é fundamental para o suporte do SUS em diversas especialidades para pacientes de todo o Brasil. Existem algumas instituições brasileiras similares, mas ao citar "maior produção científica do Brasil" sua identificação é imediata, mesmo sem citar o seu nome.

A Gestão Comercial nessa instituição é mais complexa do que a do hospital do exemplo 1, uma vez que atua tanto no SUS como na Saúde Suplementar, e envolve a captação de recursos para ensino e pesquisa, que é a essência da existência da organização.

Também é simples concluir que sua missão mudou ao longo do tempo – na época dos primórdios o mercado era muito diferente. Foi evoluindo, e sua Gestão Comercial também o foi, a ponto de inserir a Saúde Suplementar como cliente do seu produto, para captar recursos e poder cumprir sua atual missão, que exige maior investimento do que o necessário simplesmente para cuidar de pacientes.

NEGÓCIO HOSPITALAR

Apesar de o cliente procurar o hospital buscando sua cura, o hospital existe essencialmente para realizar procedimentos clínicos e cirúrgicos em pacientes, o que não necessariamente significa a cura.

Um dos aspectos mais relevantes da Gestão Comercial Hospitalar é que o hospital não vende a cura do paciente, e o maior volume de itens do que apresenta nas suas contas é representado por procedimentos clínicos e cirúrgicos: o maior volume de itens refere--se ao aluguel de áreas físicas e fornecimento de insumos (materiais e medicamentos). No SUS a parcela de procedimentos apresentados nas contas é maior que a parcela dos demais itens, mas na Saúde Suplementar 80, 90% dos itens nas contas não são procedimentos.

Outro aspecto relevante é a formação do preço:
- Na Saúde Suplementar o preço não se refere à precisão do ato médico, ou à efetividade do tratamento, mas funda-

mentalmente aos aspectos de hotelaria do hospital, da marca do hospital e/ou do profissional médico, e dos aspectos de concorrência no mercado local;
- Mesmo no SUS, cuja tabela de preços é única, existem variações significativas que definem preços diferentes para o mesmo procedimento. O SUS pode pagar mais pelo mesmo atendimento de um paciente dependendo do hospital, ao contrário do que a maioria das pessoas pensa.

Arquitetura Hospitalar

A arquitetura hospitalar pode ser decisiva na definição de preços do hospital na Saúde Suplementar. E tanto na Saúde Suplementar como no SUS a arquitetura define processos e custos relacionados à logística de insumos, que pode influenciar decisivamente na rentabilidade dos seus produtos.

TIPOS DE EDIFÍCIOS HOSPITALARES

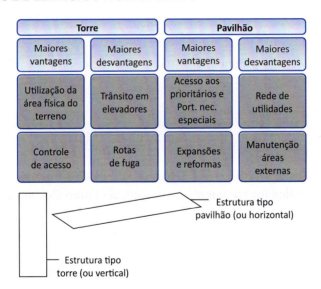

Quanto mais antigos os hospitais, maior a tendência de a sua arquitetura básica ser do tipo pavilhão (mais horizontal do que vertical). Os hospitais mais recentes tendem a ser do tipo torre (horizontal).

Os dois tipos apresentam vantagens e desvantagens, mas o tipo vertical é mais valorizado pelos pacientes porque boa parte do seu deslocamento dentro do hospital é realizada sem caminhar (em elevadores), ao contrário do pavilhão, que geralmente exige grandes deslocamentos horizontais. Levando-se em conta que a maior parte da população não pratica exercícios físicos regulares, portanto caminhar não faz parte da sua rotina, especialmente se estiverem debilitados por alguma doença, evitar o traslado em caminhadas é desejável.

Atualmente o produto hospitalar baseado em edifícios tipo torre é mais valorizado.

TIPOS DE LEITOS HOSPITALARES

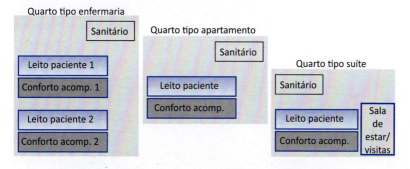

Na prática existem três tipos de leitos hospitalares:
- Enfermaria: no mesmo aposento pode ser internado mais de um paciente, e o sanitário é compartilhado entre eles. Pode haver acomodação para acompanhantes, que neste caso geralmente se dá com a oferta de uma poltrona;
- Apartamento: só um paciente ocupa o aposento, geralmente com acomodação para acompanhante, que pode um leito ou um sofá;
- Suíte: similar ao apartamento, com a diferença da existência de um cômodo que serve como sala de estar e/ou para receber visitas.

A maioria absoluta dos hospitais públicos mantém unidades de internação com leitos tipo enfermaria, mas quando esses hospitais têm Porta 2, se obrigam a manter alas com apartamentos, uma vez que na Saúde Suplementar isso é mandatório. Caso disponibilizem apartamentos para o SUS, não vão angariar um único centavo a mais isso – a tabela de preços do SUS não diferencia tipo de acomodação em unidades convencionais de internação.

Na Saúde Suplementar o tipo de leito define o preço da diária hospitalar, mas o mais interessante é que o tipo de leito influencia o preço de outros itens da conta. Por exemplo: por mais absurdo que possa parecer, o valor do honorário médico cobrado por um procedimento para paciente internado em leito tipo apartamento é o dobro do valor do honorário médico para o mesmo procedimento se o paciente estiver internado em enfermaria!

UNIDADE DE TERAPIA INTENSIVA

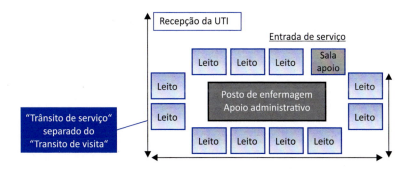

A UTI é uma importante fonte de recursos hospitalares tanto na Saúde Suplementar como no SUS:
- Na Saúde Suplementar, além do valor da diária, que é muito superior ao valor da unidade convencional, o fato de o paciente em tratamento intensivo estar sob os cuidados de profissionais multidisciplinares, e nesse sistema é possível apontar e cobrar uma grande diversidade de itens em conta;
- No SUS porque, independentemente do tempo de internação estabelecido na Tabela SIGTAP, o tempo de permanência do paciente em UTI permite a cobrança das diárias de UTI correspondentes, que têm valor significativo nas contas.

Além desses aspectos, porém, especificamente na Saúde Suplementar, a arquitetura da Unidade de Terapia Intensiva é outro fator determinante da valorização do produto hospitalar:

- Havendo circulação de serviço separado da circulação de visitas, a hotelaria hospitalar pode ser muito mais valorizada;
- Aspectos como a possibilidade de haver luz natural, ou visibilidade do mundo externo, no leito também é um aspecto importante de valorização da hotelaria;
- O provedor da Saúde Suplementar não paga o mesmo preço de uma UTI moderna, funcional e resolutiva, para uma UTI desatualizada tecnicamente, ou de aspecto precário.

Outro fator refere-se ao dimensionamento adequado dos leitos de UTI em relação ao número de salas cirúrgicas, de modo a evitar o cancelamento de cirurgias por falta de leito de retaguarda na UTI. Se o hospital tem Centro Cirúrgico, o bloco cirúrgico costuma representar a maior parcela da sua receita, e cancelar cirurgias por falta de leitos de UTI de retaguarda é desastroso comercialmente falando.

BLOCO CIRÚRGICO

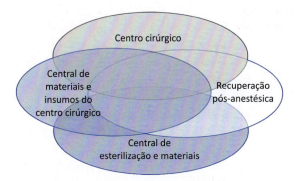

Reforçando a afirmação anterior, exceto no caso de hospitais cujo foco não é cirúrgico (Psiquiátricos, de Retaguarda para Pacientes Crônicos etc.), o Bloco Cirúrgico está para o Hospital assim como o Chão de Fábrica está para a Indústria. Uma hora parada do chão de fábrica na indústria significa prejuízo, assim como uma hora a mais desnecessária para realizar um procedimento cirúrgico também significa prejuízo.

A proximidade e/ou facilidade de trânsito e comunicação entre o Centro Cirúrgico (CC), a Recuperação Pós- Anestésica (RPA), a Central de Esterilização de Materiais (CEM) e a Central de Materiais e Insumos (CMI) do Centro Cirúrgico são fundamentais para garantir o cumprimento das metas assistenciais. De nada adianta todos os processos administrativos e assistenciais do restante do hospital estarem refinados se o Bloco Cirúrgico não permite agilidade no agendamento, realização e liberação das salas o mais rapidamente possível.

Os hospitais verticais costumam ser projetados de modo que o Centro Cirúrgico e a RPA fiquem em um andar e a Central de Materiais e a CEM em outro, um em cima do outro, a fim de que o trânsito de serviço entre essas unidades se faça de maneira apartada demais, inclusive com o uso de monta-cargas exclusivos.

REALIDADE DA ARQUITETURA HOSPITALAR NO BRASIL

Conforme descrito em relação à origem e evolução dos hospitais brasileiros, as instituições que consideramos de maior credibilidade no segmento experimentam uma realidade diferente da que gostariam de viver.

Originalmente tipo pavilhão, com pouco espaço no terreno original para expansão, sufocados pelo crescimento exagerado das cidades, os hospitais acabaram adquirindo casas e terrenos vizinhos e foram crescendo gradativamente, adaptando cada expansão ao recurso disponível.

Evidentemente esse cenário não permite o melhor tipo de planejamento no longo prazo, e ocorreram algumas distorções, às vezes importantes, em relação ao que seria a expansão ideal.

É comum ver um hospital antigo com seu edifício tipo pavilhão "colado" a um edifício tipo torre, e ambos sendo plenamente utilizados, ou seja, a estrutura assistencial não migra de um edifício para o outro – um edifício fica sendo anexo do outro e muitas vezes duplicando toda a estrutura: leitos, UTI e centro cirúrgico em ambos os edifícios.

Esse cenário muito comum faz com que um mesmo hospital oferte hotelaria diferente dependendo do edifício em que o paciente é internado. Na saúde suplementar muitas vezes isso é motivo de incômodo no relacionamento do hospital com os provedores e com os clientes, que compram um produto e recebem outro.

Nos hospitais de rede credenciada, novos investidores e públicos da administração direta esse cenário é um pouco diferente: geralmente os novos hospitais são construídos sem o legado, em terrenos adquiridos separadamente dos demais hospitais, e têm uma estrutura física uniforme. No futuro, pode ser que aconteça com esses novos hospitais o mesmo que aconteceu com os demais.

Organização do Hospital

ORGANOGRAMA BÁSICO

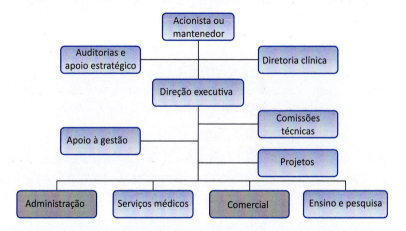

Nos hospitais públicos é comum não haver designação do gestor comercial. O hospital é um mero refém das estruturas que compõem e apresentam as contas, sem análises que permitam direcionar ações de maior rentabilidade.

Nos hospitais privados a presença do gestor comercial, mesmo que sem estrutura adequada, é comum:
- Quando posicionado como o responsável pela maximização da receita, executa ações fundamentais para a garantia da sustentabilidade e competitividade do hospital no mercado:
  - Pratica negociação com as operadoras como atividade de rotina, sempre identificando oportunidades de negócio não descritas no contrato;

- Identifica necessidades de clientes no mercado e promove internamente o desenvolvimento de produtos;
- Desenvolve parcerias com prestadores de serviços e fornecedores estratégicos.
- Quando porém posicionado simplesmente como o gestor dos contratos com as operadoras, acaba exercendo função meramente burocrática – não cumpre a função fundamental de desenvolver oportunidades, apenas mantém o nível de preços, geralmente cedendo à pressão do provedor.

ABRANGÊNCIA COMERCIAL

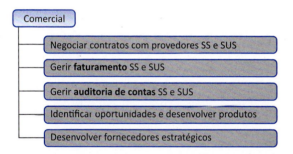

As melhores práticas demonstram que quando faturamento e auditoria de contas se posicionam junto com a área comercial o hospital tem ganho operacional e de realização e preservação da receita. Mas em muitos hospitais as áreas de faturamento e auditoria de contas se posicionam vinculadas à administração, e geralmente perdem o foco da melhoria da receita, como áreas que executam as ações rotineiramente, sem buscar a inovação, fundamental no "mundo dos negócios".

Nos hospitais públicos que têm Porta 2 quase sempre existe uma estrutura comercial, geralmente vinculada à Fundação que operacionaliza os contratos com a iniciativa privada, e costumeiramente não muito bem estruturada porque sofre influências políticas da maior parte da gestão organizacional, equipada para a gestão pública (SUS) e não para a saúde suplementar. O exposto até o momento já permite concluir que esse tipo de hospital é o que demanda maior conhecimento do gestor comercial em relação ao mercado de negócios da saúde, uma vez que exige a aplicação plena das regras da saúde suplementar como ocorre nos hospitais privados, mas a sua produção de até 80% do volume de atendimento relacionado ao SUS exige competência similar à que demanda um hospital público que depende do SUS para sobreviver.

Nos hospitais públicos que só atendem SUS (não têm Porta 2) equivocadamente não costuma existir estrutura comercial:

- A origem do erro vem do fato de que no Brasil é considerado "pecado" o termo gestão comercial no ambiente SUS, como se a realização da receita hospitalar fosse algo que acontecesse naturalmente;
- Existe a crença de que apenas um único contrato (o do SUS) e uma única tabela de preços (a Tabela SIGTAP) não necessitam de gestão, apenas de operacionalização;
- A realidade demonstra justamente o contrário: o contrato com o SUS necessita ser gerido, e não simplesmente cumprido, e a Tabela SIGTAP define regras para apresentação de contas que variam ao longo do tempo, gerando oportunidades que se não forem geridas com foco comercial levam os hospitais à falência, como temos observado cada vez com maior frequência;
- A gestão do contrato e da receita do SUS nesses hospitais geralmente é feita pelo Diretor Executivo, geralmente um médico com extremo conhecimento do aspecto assistencial e do contexto do hospital no sistema de saúde, mas com pouco, ou quase nenhum, conhecimento de gestão comercial.

VISÃO COMERCIAL DA ESTRUTURA ORGANIZACIONAL HOSPITALAR

Na gestão do negócio existem diferentes modos de classificar a estrutura hospitalar:

- Assistencial e Não Assistencial;
- Centros de Custo e Centros de Receita;
- Atividades Primárias e Atividades de Apoio.

Organização e Financiamento do Sistema de Saúde

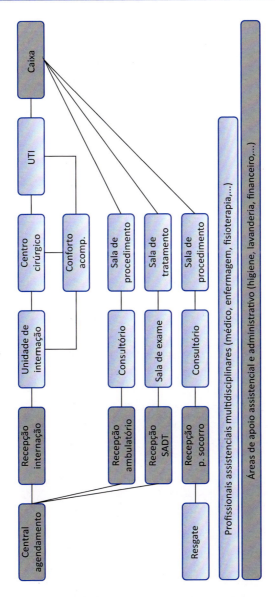

A gestão comercial dá foco naquilo que gera receita. Diversas áreas, assistenciais ou não, estão envolvidas na cadeia de atendimento do paciente – todas são importantes quando se analisa o produto que o hospital entrega ao seu cliente, mas para a gestão comercial as áreas que geram receita naturalmente são mais importantes, e requerem maior atenção, uma vez que se não tratada desde a origem a receita pode ser perdida. Por exemplo: a figura representa, muito resumidamente a estrutura hospitalar, e nela podemos observar:

- No macroprocesso de internação estão envolvidos a Central de Agendamento, Recepção, Unidade de Internação, Centro Cirúrgico, UTI e Caixa;
- Evidentemente existe uma série de outras áreas como Farmácia, Higiene, Lavanderia etc., inclusive administrativas, sem as quais a atenção assistencial seria inviável;
- Sob o ponto de vista comercial no entanto as áreas cujas atividades estão diretamente relacionadas à geração da receita devem merecer atenção especial. Nelas são registrados os procedimentos e apontamentos que evidenciam a formalização das contas. Neste exemplo são a Unidade de Internação, o Centro Cirúrgico e a UTI.

Aspectos do Negócio Hospitalar no Brasil

Embora com gestão e resultado operacional muito diferentes, a prática aponta alguns indicadores e tendências que podem ser utilizados como referência.

CUSTEIO TÍPICO DOS HOSPITAIS PRIVADOS

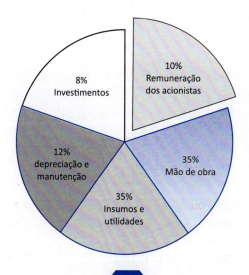

O gráfico da figura anterior representa na prática como se distribui o custeio dos hospitais privados no Brasil
- Como veremos, na Saúde Suplementar os insumos têm contrapartida de receita, mas no SUS quase não têm. Portanto, no SUS o uso excessivo de insumo condena necessariamente a rentabilidade, mas na Saúde Suplementar o uso excessivo pode significar aumento de rentabilidade;
- O ideal seria que todo o empenho de mão de obra fosse traduzido em receita, mas a maior parcela da mão de obra faz parte do custo fixo hospitalar, sem contrapartida em receita. São exemplos típicos as áreas de higiene, enfermagem, administrativa, de manutenção etc.;
- É de se notar que se não houver remuneração adequada aos acionistas, seja na forma de retirada para os donos, seja na forma de superávit para investimento, o hospital não se sustenta em funcionamento – essa remuneração costuma ser 10% do faturamento.

CUSTEIO TÍPICO DOS HOSPITAIS PÚBLICOS

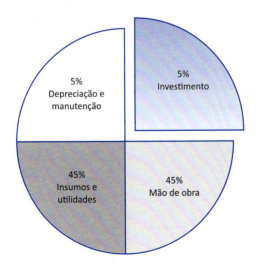

Nos hospitais públicos não existe remuneração dos investidores, e o custeio é dividido praticamente entre insumos e mão de obra. As definições de investimento e manutenção geralmente são políticas, mas na prática representam cerca de 5% do total dos seus gastos.

Na área pública o nível salarial de profissões equiparadas é inferior ao da área privada, mas a eficiência também é menor, ou seja, o valor absoluto é menor, mas a produtividade também – ao comparar custos por produção, a área pública gasta muito mais que a área privada para fazer o mesmo. Essa é uma das razões que viabilizam à Administração Pública entregar seus equipamentos para serem administrados por OSs (Organizações Sociais).

Não existe estrutura mais adequada para estudar a terceirização, desenvolver parcerias e outras ações para melhorar a rentabilidade do que a Gestão Comercial Hospitalar.

VOLUMETRIA BÁSICA

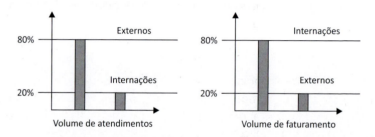

Nos hospitais que são obrigados a realizar a atenção primária, secundária e terciária, o volume de atendimentos de internação costuma representar algo em torno de 20% do total. Mas esse pequeno volume de atendimento costuma representar mais de 80% do total do valor faturado.

Só esses indicadores já são suficientes para avaliar o quanto um hospital que não possui ambulatório e pronto-socorro é tão mais rentável que os que atuam em todos os níveis de atenção.

RECEITA NOS HOSPITAIS COM PORTA 2

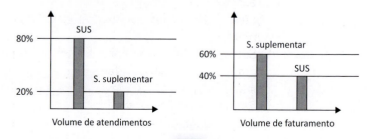

Nos hospitais públicos que operam a Porta 2, o volume de atendimento SUS obrigatoriamente é maior que 80% do volume total, porém o faturamento da saúde suplementar representa algo em torno de 60% do faturamento total, no mínimo! Somente esse indicador é necessário para defender a tese de que todos os hospitais públicos deveriam atender pacientes da Saúde Suplementar, nessa proporção de no máximo 20% da sua capacidade operacional. Na prática, os hospitais públicos não conseguem atender em 100% da sua capacidade por falta de recursos. É comum verificar hospitais públicos com 50, 60% de ocupação por falta de insumos e/ou de mão de obra. Avaliando esse indicador, percebe-se facilmente que a receita obtida junto à Saúde Suplementar é a solução para eliminar essa ociosidade que tanto prejudica a população.

"Desospitalização"

Tendência mundial, refere-se a fazer com que o paciente fique o mínimo de tempo possível no hospital, evitando riscos de contaminação e liberando leitos para suprir a necessidade da imensa fila do sistema público de saúde.

Essa tendência é de especial atenção da Gestão Comercial, porque está diretamente relacionada com a rentabilidade em qualquer dos sistemas de financiamento:

- No caso do SUS, a Tabela SIGTAP define uma média de permanência básica:
  - Caso o paciente extrapole essa permanência é até possível cobrar pelo excedente, de acordo com uma regra que estudaremos oportunamente;
  - O que se pode cobrar pelo excedente porém tem valor insignificante, portanto a permanência além do normal é ruim sob o aspecto comercial.
- No caso da Saúde Suplementar, não existe predefinição de prazo de internação:
  - Na Saúde Suplementar pode-se cobrar tudo que o paciente consome enquanto estiver internado;
  - Mas o consumo do paciente é elevado nos primeiros dias de internação – após a estabilização, o consumo tem valor muito baixo, o que significa que no tempo

que ele permanecer internado vai ocupar um leito dos primeiros dias de outro paciente, ou seja, é ruim sob o aspecto comercial.

As tendências assistenciais costumam contrapor os interesses comerciais, mas nesse caso existe uma comunhão de oportunidades. Exceto no caso de hospitais que tratam exclusivamente de pacientes crônicos e/ou são especializados em tratamentos clínicos contínuos, quanto antes o paciente tiver alta e liberar o leito melhor, ao contrário do que pode parecer para leigos nos aspectos comerciais.

Capítulo 3

Gestão Comercial Hospitalar

POSICIONAMENTO ESTRATÉGICO

Uma das principais demandas da Gestão Comercial é o alinhamento do posicionamento da área comercial como posicionamento estratégico da instituição, e esse alinhamento exige "aparelhamento", que pode ser simplesmente a existência de um gestor (indivíduo designado para realizar a gestão) ou a existência de uma estrutura organizada com distribuição de funções (ou responsabilidades) específicas – varia caso a caso, dependendo do tipo de hospital, do tamanho, do nível de independência em relação à mantenedora e de outros fatores específicos da empresa.

Escopo e Abrangência

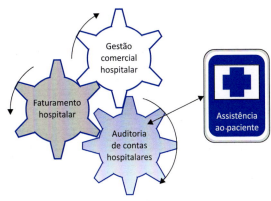

Gestão Comercial Hospitalar é um conjunto de ações integradas de relacionamento com os provedores dos pagamentos das contas hospitalares, com o objetivo de preservar a receita hospitalar e viabilizar a atividade hospitalar no sentido de maximizar a assistência aos pacientes. Esse relacionamento com os provedores exige especial atenção no relacionamento com fornecedores estratégicos, especialmente os de OPME e medicamentos de alto custo, e com parceiros comerciais, especialmente médicos prestadores de serviços, serviços especializados que suprem necessidades técnicas do hospital e outros profissionais multidisciplinares.

Dividimos o escopo e abrangência em três grandes grupos:
- Gestão Comercial Hospitalar: termo usualmente utilizado para as ações de relacionamento com os provedores e parceiros comerciais e definição dos produtos e preços;
- Faturamento Hospitalar: termo usualmente utilizado para as ações de formação das contas e remessa aos provedores;
- Auditoria de Contas Hospitalares: termo usualmente utilizado para as ações de adequação e aferição das contas às regras comerciais que regem o relacionamento com os provedores.

Neste trabalho não vamos esmiuçar detalhes sobre o faturamento hospitalar e auditoria de contas, apenas mencionar os pontos de integração com a atividade comercial propriamente dita. Como veremos, a gestão comercial hospitalar é muito diferente da gestão comercial da maioria dos outros tipos de empresas, inclusive as operadoras de planos de saúde, embora haja total interdependência da atividade comercial de uma em relação à outra.

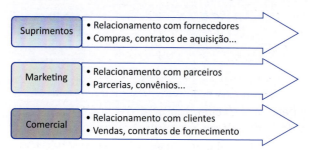

Quando observamos a prática da maioria dos tipos de empresas, o relacionamento com os fornecedores costuma ser realizado pela área de suprimentos, o relacionamento com os parceiros, pela área de marketing, ficando a cargo da área comercial o relacionamento com o cliente final.

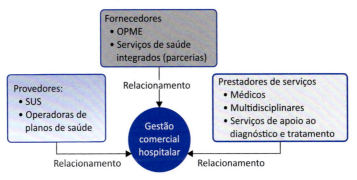

No caso dos hospitais, veremos que parte da receita que eles obtêm não é deles – o hospital é meramente um intermediário na captação e repasse da receita de médicos, profissionais multidisciplinares e fornecedores, então a gestão comercial exige, além do relacionamento com os provedores (clientes), também com os principais fornecedores e os prestadores de serviços, porque do acordo com eles surgem as premissas da definição de boa parte dos seus preços.

CLIENTE HOSPITALAR

A definição de cliente hospitalar é um dos pilares da Gestão Comercial Hospitalar.

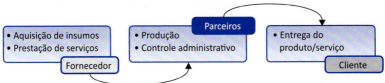

Na maioria dos segmentos de mercado a figura do cliente é muito bem estabelecida. Em geral a empresa adquire insumos e serviços de fornecedores, produz por meio de estrutura própria ou terceirizada (parceiros) e entrega o produto ou serviço ao cliente.

Para os hospitais o significado essencial de cliente é o mesmo: o paciente que recebe o produto final – a prestação do serviço assistencial.

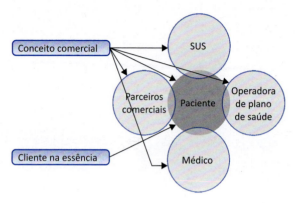

No entanto, diferentemente da maioria absoluta das outras empresas:
- Quem paga a conta na quase totalidade das vezes é o provedor (SUS ou Operadora de Planos de Saúde) e não o paciente, e o provedor é tratado como cliente;
- O Médico (e outros profissionais multidisciplinares) geralmente é quem traz o paciente ao hospital, e é tratado como cliente;
- Diversos parceiros comerciais (fornecedores estratégicos, prestadores de serviços complementares e outros) efetivamente viabilizam a operação hospitalar, e também são tratados como clientes porque a ausência da oferta dos seus produtos/serviços no hospital pode levar clientes para a concorrência.

As empresas definem seu tipo de cliente preferencial geralmente por características de afinidade do seu perfil pessoal ao produto que oferecem, e isso envolve muitos parâmetros. Por exemplo:
- Uma loja de calçados femininos de luxo pode definir a mulher, da faixa etária entre 35 e 50 anos, que costuma frequentar shopping centers, tem automóvel e de estilo discreto;
- Já uma loja de calçados femininos populares pode definir a mulher de qualquer faixa etária, que não costuma adquirir

produtos em shopping centers e passa em frente à loa que está no trajeto entre a residência e seu trabalho.

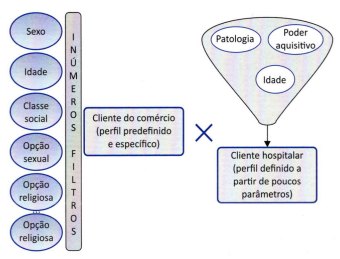

No hospital, exceto os de especialização particular, o perfil é definido basicamente pela Patologia – a idade, o poder aquisitivo, o sexo e outros fatores utilizados pelos demais segmentos de mercado na maioria absoluta das vezes não definem o perfil do paciente. O sistema de financiamento da saúde no Brasil faz com que o poder aquisitivo esteja mais relacionado ao provedor do que ao paciente: pessoas de alto poder aquisitivo também são atendidas na rede pública de saúde, e pessoas de baixo poder aquisitivo que trabalham em grandes empresas são atendidas na rede privada de alto luxo.

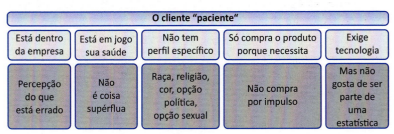

O principal cliente hospitalar (o paciente) tem características muito diferentes das encontradas nos demais segmentos de mercado:

- Como está literalmente dentro do hospital, consegue maior percepção de tudo que acontece de errado;
- Não compra o produto hospitalar por impulso – compra porque necessita. Na verdade, não quer comprar o produto que o hospital está vendendo, o que está em jogo é sua saúde, que não é coisa supérflua, e não gostaria de estar com problema de saúde;
- Como cliente, exige tecnologia, mas não gosta de ser tratado de maneira mecânica, como um número em uma estatística – quando se trata de saúde, tem como principal balizador de atendimento a afetividade que o interlocutor lhe oferece em momentos da sua vida que considera difíceis.

Pelo simples fato de se tratar de um cliente que não quer comprar o produto hospitalar por vontade própria, é classificado como o pior cliente que uma empresa pode querer ter.

Cliente Foco da Gestão Comercial Hospitalar

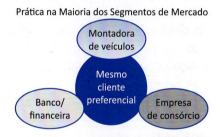

Prática na Maioria dos Segmentos de Mercado

Com raríssimas exceções, na cadeia de valores de um segmento de mercado o cliente preferencial é sempre o mesmo:
- No segmento automobilístico, por exemplo, a montadora de veículos, o banco, a financeira, a empresa de consórcio e a seguradora definem o cliente preferencial usando os mesmos parâmetros;
- E todos promovem ações que se completam para fidelizar o cliente, inclusive ações conjuntas: ao adquirir o veículo o cliente é assediado pela financeira e a seguradora, que regularmente estão junto com a montadora e a concessionária na ação da venda.

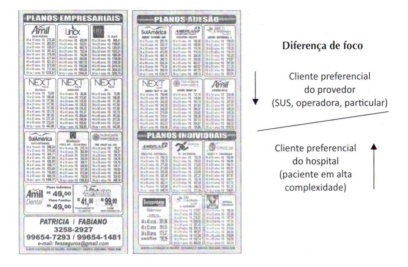

Diferença de foco

Cliente preferencial do provedor (SUS, operadora, particular)

Cliente preferencial do hospital (paciente em alta complexidade)

Na área hospitalar, a lógica é totalmente diferente:
- O cliente que mais utiliza o hospital é o que menos interessa para a operadora, e vice-versa;
- As ações de captação de clientes da operadora tentam ao máximo afastar os clientes preferenciais hospitalares, e isso se faz pela diferença de preço do plano de acordo com a faixa etária;
- A remuneração de um procedimento é a mesma independentemente da idade do paciente, mas o paciente mais idoso tende a utilizar mais a rede, e como o idoso é menos vigoroso que o jovem, sua estada no hospital tende a ser mais longa e mais onerosa.

Quando vemos propaganda hospitalar mostrando pessoas jovens e felizes como exemplos de clientes, ou o hospital está fora de foco ou está simplesmente utilizando uma figura de propaganda que venha a fazer com que as pessoas imaginem que ao utilizar o hospital ficarão jovens e felizes.

Sob o ponto de vista comercial, o cliente preferencial do hospital é o idoso, o descompensado, o crônico, o diabético, o hipertenso etc.:
- O hospital está equipado para tratamento de alta complexidade, ou seja, está preparado para tratar desse tipo de paciente;

- Os demais tipos de paciente podem ser preferenciais para clínicas, consultórios médicos e outros serviços de saúde equipados para tratamentos de baixa e média complexidade – para hospitais são pacientes que contribuem pouco para o resultado comercial;
- As ações comerciais hospitalares devem privilegiar *esse* tipo de paciente, evidentemente sem desprezar a receita que pode ser obtida com os demais, mas não devem deixar que a obtenção dessa receita auxiliar reduza a oferta de vagas para os clientes preferenciais.

Como premissa fundamental: todos os pacientes são importantes, e, principalmente, todos os pacientes devem ter o mesmo acolhimento e padrão assistencial, mas o paciente crônico, complicado e idoso merece atenção comercial diferenciada. Em muitas situações é melhor praticar preço menor para esse tipo de paciente, porque ele tende a ser habitual.

Provedor Foco da Gestão Comercial Hospitalar

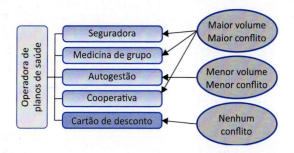

Como vimos, existem diversos tipos de operadoras de planos de saúde, que atuam no mercado com objetivos diferentes, e por essa razão comercialmente não podem ser tratadas pelo hospital da mesma maneira– é necessário adequar o relacionamento ao tipo de operadora.

Como vimos também, o Cartão de Desconto não é uma operadora de planos de saúde, atua no mercado apenas negociando descontos para seus associados. Essa atividade não conflita nem com a atividade da operadora nem com a atividade do hospital.

Para os clientes da operadora, atua como um facilitador nos casos de reembolso de despesas e pagamento de despesas não cobertas pelo plano, e para os hospitais, a concessão de um desconto geralmente é retribuída pelo aumento de movimento. A aproximação do hospital dos cartões de desconto é uma prática comercial importante.

Como a Autogestão é o único tipo de operadora que não opera no mercado em busca de lucro para acionistas ou cooperados, é o tipo de operadora cuja atividade mais está sintonizada com a atividade hospitalar. Procurando a excelência assistencial e a efetividade da assistência, deve ser encarada pelos hospitais como preferencial, mas sempre levando em conta que o volume de atendimento gerado por elas geralmente é muito menor que o gerado pelas grandes medicinas de grupo e seguradoras.

Seguradoras, Medicinas de Grupos e Cooperativas são as operadoras cuja atividade hospitalar mais representa conflito. Operadoras e Hospitais dependem mutuamente para existirem – o conflito existe e sempre existirá, torna a o relacionamento comercial complexo, mas não inviabiliza o negócio hospitalar:

- Como representam a maior parte dos pacientes da saúde suplementar, o relacionamento com elas se baseia em descontos de preços em função do volume de atendimento que geram. Quando se firma o contrato, existe uma expectativa de movimento, e o preço é definido com base nisso, mas é necessário aferir, durante a vigência do contrato, se a expectativa realmente se concretizou para manter o desconto no preço;
- As maiores do mercado geralmente dominam determinadas regiões (regiões geográficas), e nesses casos o hospital tem muita dificuldade de negociação;
- Na relação que o hospital mantém com a operadora (no caso de rede própria de medicina de grupo ou cooperativa), o relacionamento é predefinido pela entidade mantenedora, e a gestão comercial entre ambos é totalmente atípica.

No caso do provedor SUS, o hospital que atende no sistema:
- É um equipamento público, cuja missão é exclusivamente

essa. Nesse caso, o SUS é o provedor único e, consequentemente, preferencial; ou
- É um hospital privado, que tem missão benemerente ou social definida:
  - Se sua receita depende fundamentalmente do SUS, este é o provedor preferencial, mas deve manter ações mais significativas na obtenção de receita na saúde suplementar como modo de se autossustentar;
  - Caso contrário o SUS na verdade representa apenas uma ação de marketing social.

Em resumo:
- O cartão de desconto não representa operadora de planos de saúde e a ação comercial com esse tipo e empresa é simples e de retorno interessante, sob o ponto de vista comercial;
- A autogestão é classificada como o tipo de operadora de maior interesse do hospital, uma vez que seu foco não é lucro, e sua atividade conflita menos com a do hospital do que a das outras operadoras;
- E as demais operadoras exigem maior esforço comercial, porque detêm o maior volume de clientes da saúde suplementar, e sua atividade conflita diretamente com a atividade hospitalar.

Tipo de Atendimento Foco da Gestão Comercial Hospitalar

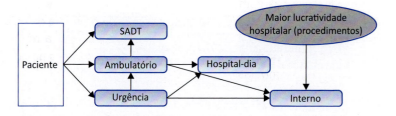

Como vimos, o sistema de financiamento da saúde no Brasil obriga os hospitais a atuarem na atenção primária, secundária e terciária, embora o hospital devesse estar focado apenas na atenção terciária, uma vez que está equipado para tal e essa estrutura é onerosa. Essa característica faz com que os hospitais (privados e públicos com Porta 2) tenham na sua rotina os quatro tipos básicos de atendimento (internação, urgência, ambulatorial e SADT).

Uma das preocupações fundamentais da área comercial é privilegiar as internações, que representam a atividade mais lucrativa sob o ponto de vista da rentabilidade hospitalar:

- São os procedimentos que remuneram com maior margem de contribuição em relação ao elevado custo hospitalar;
- No hospital que não é pronto-socorro, mas tem pronto--socorro, este serve como porta de entrada de pacientes para a internação e não como atividade fim, uma vez que a remuneração dos procedimentos de urgência, analisados isoladamente, não é lucrativa;
- No hospital que tem ambulatório, este deve servir como porta de entrada para a internação e não como atividade fim, porque a remuneração de consultas e pequenos procedimentos ambulatoriais comparada ao custo da estrutura hospitalar não é lucrativa;
- Todo hospital tem SADT, mas como necessidade para tratamento dos pacientes internados, que devem ser priorizados em relação aos outros. A remuneração referente a um mesmo exame, por exemplo, costuma ser maior para o paciente internado do que para o paciente externo.

Essas métricas comerciais valem tanto para a saúde suplementar quanto para o SUS – mesmo se se partir da premissa de que a remuneração via SUS é deficitária (o que é discutível), a remuneração pelas internações é menos deficitária do que a dos atendimentos externos (ambulatório, pronto-socorro e SADT).

AÇÕES PARA MELHORAR O RESULTADO COMERCIAL

Algumas ações institucionais são de muita importância para melhorar o resultado comercial hospitalar. Espera-se que o Gestor Comercial lidere, ou participe de maneira ativa e efetiva na implantação e/ou operacionalização e/ou acompanhamento delas.

Inserção no Turismo da Saúde

> Clientes de culturas diferentes transitando pelo hospital, agravando atenção relacionada a utilização formal do idioma, religião, costumes...

Notícia do Jornal Folha de São Paulo
Cidade de São Paulo - Brasil
4/8/2010

"Concorrentes no mercado de saúde brasileiro, os hospitais Albert Einstein, Sírio-Libanês, Oswaldo Cruz, Samaritano e Hospital do Coração uniram forças para garantir uma fatia do mercado mundial de turismo médico, que movimenta por ano cerca de US$ 60 bilhões.

Representam até 5% dos atendimentos
18% dos hóspedes internacionais nos hotéis da cidade de São Paulo vieram ao país em busca de atendimento médico."

A excelência da medicina brasileira é mundialmente reconhecida, mesmo nos países mais ricos, e especialmente nos países da América Latina e África. Para pessoas de muitos países, é muito mais barato vir ao Brasil para obter o mesmo nível de tratamento assistencial oferecido na Europa e nos Estados Unidos.

Para explorar esse mercado, ações comerciais de divulgação são tão importantes quanto organizar a estrutura interna para receber pessoas que falam outros idiomas, têm outras culturas, crenças etc.

Humanização do Atendimento

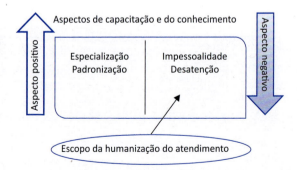

Como qualquer empresa, os hospitais buscam a capacitação e o conhecimento como instrumentos da especialização para padronização dos processos, certificação em programas de qualidade e simplificação da gestão das pessoas, especialmente as envolvidas diretamente nas atividades assistenciais.

Mas também como em qualquer empresa, a especialização e padronização trazem elementos de impessoalidade aos processos, que na área da saúde é indesejável por dois motivos básicos:
- O paciente não é um produto no chão de fábrica de uma indústria – é uma pessoa;
- A mecanização do processo induz as pessoas a não dar a mesma atenção que costumam dar quando estão aprendendo (ou estudando) como se faz algo. Essa desatenção costuma ser o principal motivo dos erros assistenciais graves de que tomamos conhecimento na mídia.

Para contrapor esses efeitos negativos da capacitação e do conhecimento, surgiu um movimento denominado Humanização do Tratamento do Paciente, que traz como benefício suplementar o fato de se tornar um importante produto comercial hospitalar – quando reconhecido pelo "cliente paciente" o hospital se posiciona de maneira diferenciada no mercado (público ou privado).

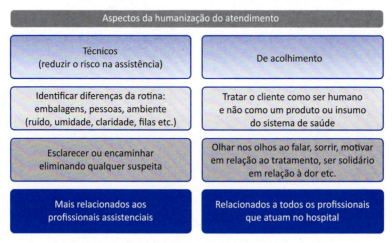

A humanização tem dois aspectos:
- Técnico:
  - Geralmente liderado pelas equipes multidisciplinares, especialmente a Enfermagem;

- Tem como foco reduzir ao máximo o risco na assistência. Por exemplo:
  - Identificar qualquer mudança na rotina assistencial, como mudança de embalagens, rótulos, pessoas e no próprio meio ambiente (ruído, luz, filas etc.) e esclarecer o motivo, ou encaminhar para a instância adequada no sentido de eliminar a suspeita de que a mudança possa trazer algum risco;
- Acolhimento:
  - Deve partir de uma diretriz institucional e permear todos os profissionais que atuam no hospital;
  - Refere-se à necessidade de tratar o paciente como um ser humano, e não como um número na estatística;
  - Parte do incentivo às atitudes comportamentais simples, como olhar no olho das pessoas quando fala, sorrir ao falar, motivar o paciente em relação ao tratamento, ser solidário a ele em relação à dor, promover uma estada confortável e sem embaraços etc.

São inúmeros os exemplos de hospitais que se destacam no mercado pela humanização, em especial o acolhimento, inclusive na área pública:
- Na Saúde Suplementar, a "simples fama de atendimento humanizado" pode ser traduzida em preços maiores:
  - O paciente particular (o que paga diretamente a conta) escolhe o hospital mais por aspectos de acolhimento e hotelaria do que por aspectos técnico-assistenciais, que não tem discernimento para julgar (ou comparar);
  - As operadoras cobram planos mais caros pela inserção de hospitais que têm "fama" de excelência e/ou de qualidade no atendimento, especialmente humanização, portanto elas se obrigam a remunerar de maneira diferenciada para manter o credenciamento que lhes traz resultado comercial diferenciado junto aos beneficiários do plano;
- No SUS, hospitais públicos e filantrópicos com reconhecida fama de humanização recebem apoio por intermé-

dio de campanhas para arrecadar fundos, doações de personalidades e diversas outras retribuições, que são de vital importância para manter sua sustentabilidade financeira.

Fidelização

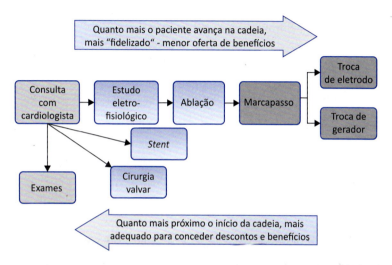

É a prática comercial de ofertar alguma vantagem (desconto ou benefício) no início da cadeia assistencial com a perspectiva de que o cliente aprove o nível de serviço e permaneça vinculado ao hospital. Geralmente no início da cadeia assistencial os procedimentos têm menor valor, mas definem a afinidade do paciente com o profissional assistencial, especialmente o médico, preferindo manter seu tratamento sempre com ele nos procedimentos finais, que têm o preço maior.

A figura acima ilustra o caso de uma consulta com cardiologista, que inicialmente gera exames laboratoriais, mas pode evoluir para um estudo eletrofisiológico, ablação, marca-passo etc. É notória a prática de alguns hospitais especializados em cardiologia subsidiarem o ambulatório, auferindo nele grande prejuízo, para que o paciente permaneça no hospital até o final da cadeia de atendimento, cujos procedimentos são de altíssima rentabilidade.

Outras formas de fidelização	
Atividades sociais	• Com funcionários e profissionais vinculados à rotina hospitalar • Para grupos (comunidades) carentes
Atividades educativas	• Programas de esclarecimento • Mutirões de saúde
Patrocínios	• Atividades esportivas
Propaganda institucional	• Eventos de saúde • Eventos sociais

Existem outras formas institucionais de fidelização de clientes, como atividades sociais, educativas e patrocínios. Em relação a algumas delas é difícil definir a linha que divide a ação comercial de fidelização da atividade benemerente, inerente a alguns hospitais. De qualquer modo, o resultado comercial costuma ser positivo – uma pessoa obesa que se vincula às matérias sobre emagrecimento publicadas por um hospital acaba criando com ele um vínculo natural de confiança, tornando-se cliente habitual, ou seja, elegendo o hospital como seu serviço de saúde preferencial.

ROTINA DA GESTÃO COMERCIAL

A Gestão Comercial Hospitalar tem como rotina maximizar a receita hospitalar, o que não é tarefa simples, uma vez que para a quase totalidade dos funcionários (ou colaboradores) hospitalares se refere a ações secundárias em relação à sua atividade fim. Especialmente para profissionais assistenciais não comissionados, aqueles cuja remuneração não varia em relação ao resultado da operação financeira hospitalar, as ações de preservação e maximização da receita representam atividades burocráticas, que quando não bem desenhadas trazem para sua rotina ações meramente burocráticas.

Gestão do Produto Hospitalar

Um primeiro grupo de ações da gestão comercial se refere ao foco de observar o hospital como um produto que o mercado compra. Como já citado, o produto hospitalar tem como uma das características principais o fato de não ser algo que o cliente quer adquirir – ele adquire por necessidade e não por impulso. Mas, como veremos, existem outras características muito peculiares do produto hospitalar que são objeto da rotina da Gestão Comercial Hospitalar.

SIGNIFICADO DA CONTA HOSPITALAR

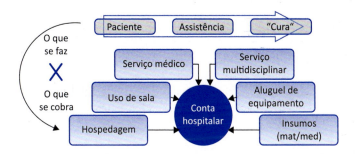

A conta hospitalar traduz completamente o conflito que existe entre o produto hospitalar sob o ponto de vista do hospital e o produto hospitalar sob o ponto de vista do cliente (provedor ou paciente):

- O paciente tenta comprar do serviço hospitalar a cura, que nem sempre é possível. E para ele o hospital e os profissionais assistenciais (especialmente os médicos) são uma só entidade – ele não entende, e não deve entender, as relações comerciais que existem entre o hospital, seus parceiros e fornecedores;
- Mas o hospital vende serviços e produtos diversos, como um aglutinador de profissionais que podem nem mesmo ter vínculo institucional com ele, produtos que adquire e que são utilizados na assistência, e, eventualmente, produtos que são utilizados na assistência e não são de sua propriedade.

O paciente quer comprar uma coisa (a cura), mas o hospital vende e apresenta na sua conta outra coisa:

- Hospedagem (internação e/ou uso de salas);
- Serviços de profissionais multidisciplinares (médicos, enfermagem, fisioterapia, nutrição etc.);
- Equipamentos (aluguel ou venda ou serviço de ajuste/calibração);

- Insumos (materiais, medicamentos, gases medicinais etc.).

A gestão comercial está permanentemente envolvida no conflito entre o que se faz, sob o ponto de vista do cliente, e o que se cobra na conta hospitalar, que são coisas diferentes.

REGRAS BÁSICAS DE REMUNERAÇÃO NA SAÚDE SUPLEMENTAR

Produtos vendidos Saúde suplementar	Internação hospital-dia	Pronto-socorro	Ambulatório	SADT
Hospedagem • Diária hospitalar	X			
Uso de sala • Centro cirúrgico/ ambulatório/SADT	X		X	
Serviço médico • Cirurgia/ procedimento clínico/ terapêutico	X	X	X	X
Serviço multidisciplinar • Enfermagem/ fisioterapia	X		X	X
Aluguel de equipamento • Para procedimento/ diagnóstico/ monitoração	X	X	X	X
Insumo • Material, medicamento, gás	X	X	X	X

O desenvolvimento da saúde suplementar no Brasil definiu ao longo do tempo regras para remunerar os hospitais por grupo de produtos, dependendo do tipo de atendimento. O quadro acima demonstra a prática de mercado: quais produtos basicamente são vendidos pelo hospital em cada tipo de atendimento.

Como será exposto a seguir, na saúde suplementar o que pode ou não ser feito é fundamentalmente definido no contrato entre o provedor e o hospital, portanto a tabela representa o que mais comumente é aplicado no mercado, e não uma regra fixa para todos os casos.

- Diária
  - Remunera a hospedagem do paciente nas internações;
  - Representa o aluguel da sala (ou fração) em que o paciente se hospeda, e o preço varia de acordo com os equipamentos que a sala possui e o luxo (hotelaria) disponível;
  - Não remunera o que é feito e sim a ocupação do espaço pelo paciente em um dia de internação;
- Uso de Sala
  - Remunera a hospedagem do paciente em uma sala especialmente destinada para o procedimento;
  - Representa o aluguel da sala (ou fração) em que o paciente permanece para realizar um procedimento, ou para ficar em observação, ou repousando, e o preço varia de acordo com os equipamentos que a sala possui e o luxo (hotelaria) disponível);
  - Não remunera o que é feito e sim a ocupação do espaço pelo paciente, por hora de ocupação.
- Serviço Médico
  - Remunera o procedimento médico específico;
  - Pode estar associado apenas ao ato médico, ou a um grupo de procedimentos multidisciplinares para a realização do procedimento;
  - Remunera o que é feito, mas não o que é gasto para a realização do procedimento: o aluguel do espaço, o uso de equipamentos e insumos não estão inclusos no preço.
- Serviço Multidisciplinar
  - Remunera o procedimento multidisciplinar específico (Enfermagem, Fisioterapia, Nutrição etc.);
  - Remunera o que é feito, mas não o que é gasto para a realização do procedimento: o aluguel do espaço, o uso de equipamentos e insumos não estão inclusos no preço.
- Aluguel de Equipamento
  - Remunera o uso de equipamento para a realização do procedimento;

- Representa o aluguel do equipamento durante um período de tempo ou uma sessão de utilização;
- Remunera o uso do equipamento, mas nem sempre o insumo necessário para que o equipamento funcione. Por exemplo: o uso do oxigenador geralmente não inclui o oxigênio.

- Insumo
  - Remunera o insumo utilizado, que é classificado basicamente em cinco tipos:
    - Material Descartável, que na prática é o material de baixo custo;
    - OPME (Órtese, Prótese e Material Especial), que na prática é o material de alto custo;
    - Medicamento, que na prática é o medicamento de baixo custo;
    - Medicamento de Alto Custo;
    - Gases Medicinais.

REGRAS FUNDAMENTAIS DE REMUNERAÇÃO DO SUS

Produtos vendidos SUS	Internação hospital-dia	Pronto-socorro	Ambula-tório	SADT
Hospedagem • Diária hospitalar	*1			
Serviço médico • Cirurgia/ procedimento clínico/ terapêutico	X	X	X	X
Serviço multidisciplinar • Enfermagem/ fisioterapia			X	
Insumo • Material, medicamento, gás	*2	*2	*2	

No Sistema SUS, o hospital é fundamentalmente remunerado pelo procedimento médico ou multidisciplinar realizado,

Gestão Comercial Hospitalar

não importando os aspectos de hotelaria e profissionais envolvidos. No valor do produto definido pelo SUS, o procedimento, está incluso quase tudo o que é necessário para que ele seja realizado.

Mas essa definição (fundamentalmente) é mal interpretada até mesmo pelos profissionais que lidam com o SUS há muito tempo:

- Na regra do SUS diversos itens podem ser cobrados adicionalmente ao procedimento como produto de venda;
- E a soma desses itens adicionais representa um valor significativo em relação ao do simples procedimento, e comumente são subfaturados pelos hospitais por absoluta falta de conhecimento sobre as regras de remuneração.

- Hospedagem
  - As diárias para a realização do procedimento estão predefinidas na tabela de preços, mas é possível obter remuneração:
    - Pelo tempo de permanência adicional que o paciente ficou internado, quando esse período é justificado, o que é chamado de Diária Complementar;
    - Pela permanência do acompanhante junto ao paciente, o que é chamado de Diária de Acompanhante;
    - Pela utilização de Unidade de Terapia Intensiva (UTI), chamada de Diária em UTI.
- Insumo
  - Os insumos de alto custo são remunerados adicionalmente aos procedimentos, e os principais (mais comuns) são:
    - OPME (Órtese, Prótese e Material Especial);
    - Medicamento de Alto Custo;
    - Hemocomponentes (ou Hemoderivados).
  - Aspecto comum é o subfaturamento do serviço associado ao insumo fornecido ao paciente SUS. Por exemplo:
    - Ao fornecer uma cadeira de rodas ao paciente, todos os hospitais cobram o insumo (cadeira) do paciente, mas se foi feita uma adaptação é comum não cobrar o serviço de adaptação, que é previsto na Tabela SIGTAP;

* Ao fornecer medicamento de alto custo ao paciente, todos os hospitais cobram o insumo (o medicamento), mas se ao fornecer foi dada orientação de uso é comum não cobrar pela assistência farmacêutica, que é prevista na Tabela SIGTAP.

PONTOS DE VENDA DOS PRODUTOS HOSPITALARES

Pontos de venda Origem da receita		Internação hospital-dia	Pronto--socorro	Ambula-tório	SADT
Uni-dade de interna-ção	Convencional	X			
	Semi-intensiva	X			
	Intensiva	X			
Bloco cirúrgico	Centro cirúrgico	X			
	RPA	X			
Ambu-latório e pronto-socorro	Consultório		X	X	
	Sala para procedimento	X	X	X	
	Sala para observação/ repouso		X	X	
SADT	Sala para procedimento	X	X	X	X
	Área técnica	X	X	X	X

Partindo dos produtos hospitalares discutidos, é fácil concluir quais são os pontos de venda desses produtos, que são as áreas hospitalares que a gestão comercial deve conhecer bem e estreitar relacionamento, uma vez que se constituem na origem da receita.

• Unidades de Internação
  ▪ As unidades convencionais, semi-intensivas e de terapia intensiva;
  ▪ Da atividade realizada nessas unidades se originam quase todos os tipos de produto;

- Na saúde suplementar o fator hotelaria não influencia apenas o preço das diárias, mas também o valor dos honorários médicos.
- Bloco Cirúrgico
  - Local onde são originados os produtos de maior valor absoluto;
  - Uma hora de permanência do paciente no centro cirúrgico pode originar mais receita do que todo o período restante da internação do paciente.
- Ambulatório e Pronto-Socorro
  - Como analisado previamente, são unidades cuja atividade, quando analisada isoladamente, não representa grande fonte de lucro, mas geralmente são a origem de boa parte das internações.
- SADT
  - Produto hospitalar presente em todos os tipos de atendimento – os serviços de diagnóstico são importantes fontes da receita hospitalar, independentemente do tipo de atendimento associado ao paciente.

DESTINO DA RECEITA HOSPITALAR

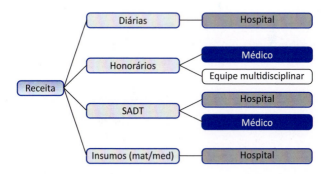

O maior desafio da gestão comercial é maximizar e gerir receita mesmo quando o destino não é o caixa do hospital. Tanto na Saúde Suplementar como no SUS, de uma maneira ou de outra, parte das receitas obtidas é do hospital e outra parte apenas transita (passa) pelo hospital para chegar ao médico, ou profissional multidisciplinar, ou fornecedor.

- Diárias
  - Seja no SUS ou na Saúde Suplementar, o que é obtido é receita hospitalar pura;
  - Na prática é a contrapartida de receita destinada ao custeio das despesas fixas.
- Honorários
  - Na Saúde Suplementar, os honorários geralmente são destinados aos próprios profissionais multidisciplinares, especialmente os médicos:
  - Dependendo do acordo com os médicos, o repasse pode ser integral, ou seja, todo o valor captado referente aos honorários é do médico, ou pode ser parcial, geralmente um porcentual do valor;
  - Quando existe pagamento por produtividade, para os demais profissionais multidisciplinares destina-se um porcentual do valor arrecadado, que geralmente não atinge 50% do valor total;
  - No SUS, quando existe pagamento por produtividade, parte do valor do procedimento descrito na Tabela SIG-TAP já define o SP (serviço profissional) que será destinado aos médicos.
- SADT
  - Na Saúde Suplementar os hospitais costumam compartilhar a receita com os médicos da área;
  - No SUS a prática é o hospital reter totalmente a receita, mas não é raro que parte da receita componha a remuneração variável dos médicos do serviço. É também muito comum em hospitais públicos a terceirização de algumas áreas de diagnósticos – nesse caso geralmente 100% da receita é destinada ao parceiro, que por sua vez assume 100% das despesas e custos.
- Insumos
  - Como regra básica, é receita exclusiva do hospital;
  - Mas é a receita que sempre tem contrapartida de custo em relação ao fornecedor. Especialmente em relação aos materiais e medicamentos de alto custo, o preço pode ser 100% repassado ao fornecedor e a remuneração do

hospital é um porcentual desse preço, chamado vulgarmente de "margem de comercialização".

Pelo exposto, é possível concluir que R$ 1,00 que entra na conta do hospital pode significar R$ 1,00 de receita operacional, ou R$ 0,00, dependendo daquilo a que que se refere – na verdade, pode significar até -R$ 2,00 na conta hospitalar, se estiver subsidiando produtos no início da cadeia assistencial como modo de fidelização do cliente para obter lucro futuramente.

Essa característica é fundamental para que o gestor comercial negocie os contratos com os provedores – ter discernimento para avaliar o impacto das negociações de preços de cada tipo de produto no negócio hospitalar e no relacionamento com seus parceiros (médicos e outros profissionais multidisciplinares e fornecedores).

Gestão dos Preços Hospitalares

Uma vez bem definido o produto hospitalar, a gestão comercial pode dar foco na gestão dos preços, que na Saúde Suplementar no Brasil assumiu a mais insana forma entre todas as conhecidas em qualquer atividade econômica de qualquer lugar do mundo.

Embora o SUS remunere mal (baixo preço), as regras de formação de preços são bem definidas e únicas, podendo ser geridas até por profissionais de menor especialização, o que por sinal é a realidade na maioria dos hospitais públicos e benemerentes brasileiros.

Na Saúde Suplementar o cenário é diferente: as regras não são únicas, são complexas e de difícil gestão até por profissionais experientes, uma vez que são mutantes e só servem como referência, já que o que vale "é o que está no contrato".

MODELO DE REMUNERAÇÃO DOS PROVEDORES

O modelo de remuneração praticado no SUS difere substancialmente do modelo praticado na Saúde Suplementar. Levando em conta as nuances e qualquer tipo de viés, podemos esquematizar o modelo de remuneração adotado nos dois sistemas de modo bem simples.

Tipo de provedor	Tipo de remuneração	O que remunera
SUS	Básica	Procedimento
	Complementar	Diária complementar/acompanhante/UTI Material de alto custo Medicamento de alto custo
Saúde suplementar	Básica	Diárias Honorários médicos Taxas hospitalares (salas/administrativas/margem) Taxas de uso de equipamento Taxas de enfermagem Taxas de profissionais multidisciplinares Gases Nutrição Exames Medicamentos Materiais

No SUS o modelo de remuneração se baseia no procedimento:

- Um preço básico é definido para a realização do procedimento, incluindo tudo o que é necessário para a sua realização dentro de padrões predefinidos em relação à média histórica;
- Fica fora desse preço (é cobrado à parte) o que é de alto custo (OPME e Medicamento) e a eventual necessidade específica do paciente (intercorrências) em ficar mais tempo internado, fazer uso da UTI etc.

Na Saúde Suplementar a lógica é cobrar detalhadamente pelo que foi utilizado no atendimento:

- Diárias;

- Honorários Médicos;
- Taxas Hospitalares;
- Uso de Sala;
- Administrativa;
- Margem de Comercialização sobre Materiais e Medicamentos;
- Taxa de Uso de Equipamentos;
- Taxas de Enfermagem;
- Taxas de Profissionais Multidisciplinares;
- Gases Medicinais;
- Nutrição;
- Exames Diagnósticos;
- Terapias;
- Medicamentos;
- Materiais.

Se o sentido de uma tabela de preços é tabelar os preços, o modelo do SUS é mais justo, porque o preço realmente é tabelado para todos, mas a tabela não trata as imensas diferenças que existem entre os serviços de saúde e as particularidades de realizar procedimentos em pacientes de quadros demográfico e clínico diferentes.

No sentido de se aproximar da realidade do custo da assistência, as tabelas da Saúde Suplementar são mais justas, especialmente quando são relacionadas às contas abertas, porque o cliente paga exclusivamente pelo que usa e não por uma média de utilização. A média de utilização, evidentemente, faz o cliente que usa pouco pagar por algo que não consumiu, só porque está na média de utilização para o caso.

E sob o ponto de vista de atualização de preços, o sistema SUS está defasado a ponto de inviabilizar a sustentabilidade da maioria dos hospitais públicos que dependem apenas dele e não se aparelham adequadamente para explorar todas as possibilidades da Tabela SIGTAP, diferentemente do que acontece na Saúde Suplementar, em que alguns preços são reajustados automaticamente sem necessidade de negociação e são outros reajustados periodicamente sob negociação, possibilitando que os hospitais mantenham a margem de lucro que os motiva a permanecer no mercado.

SUS (FAEC – MAC – MUT – PAB)

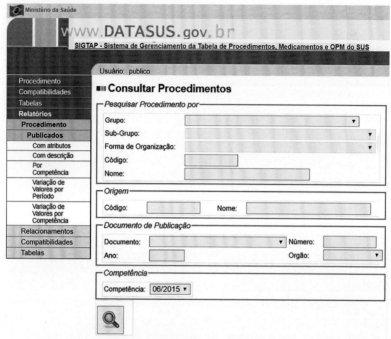

As regras do SUS estão disponíveis para consulta livre e irrestrita na Internet (www.datasus.gov.br), o que possibilita a execução de filtros e a geração de relatórios e planilhas que permitem total visibilidade dos hospitais – sob o ponto de vista prático e operacional não existe qualquer tipo de impedimento para a gestão de preços SUS pelos hospitais.

Procedimento	0408050063 – ARTROPLASTIA TOTAL PRIMÁRIA DO JOELHO
Descrição	Procedimento de substituição da articulação do joelho, biológica, por componentes articulares inorgânicos metálicos ou de polietileno admite uso de cimentação.
Origem	H.39022145
Complexidade	AC – Alta Complexidade
Modalidade	02 – Hospitalar
Instrumento de Registro	03 – AIH (Proc. Principal)
Tipo de Financiamento	06 – Média e Alta Complexidade (MAC)
Valor Ambulatorial AS	0.00

Continua

Gestão Comercial Hospitalar

Continuação

Valor Ambulatorial Total	0.00
Valor Hospitalar SP	234.92
Valor Hospitalar SH	919.92
Valor Hospitalar Total	1154.84
Atributo Complementar	001 - Inclui valor da anestesia, 004 - Admite permanência à maior, 006 - CNRAC, 031 - Cirurgias Eletivas – Componente II
Sexo	Ambos
Idade Mínima	16 Ano(s)
Idade Máxima	130 Ano(s)
Quantidade Máxima	2
Média Permanência	4
Pontos	300
Tipo de Documento	PORTARIA
Número do Documento	1069
Data do Documento	14/10/14
Tipo de Órgão de Origem	SAS
Tipo de Publicação	Publicado
Data Início de Vigência	11/2014
Data Término de Vigência	/
Especialidade do Leito	01 – Cirúrgico
CBO	225270
CID	M058, M059, M060, M061, M064, M068, M069, M071, M080, M083, M088, M089, M100, M101, M102, M103, M104, M109, M110, M111, M112, M118, M119, M122, M130, M131, M138, M139, M141, M142, M146, M170, M171, M172, M173, M174, M175, M179, M190, M191, M192, M210, M211, M235, M241, M242, M246, M256, M871, M872, M873, M878, M879, S724, T841, T842, T843, T844, T848, T849, T871, T931, T932, T933.
Habilitação	2501 – Unidade de atenção especializada em traumato-ortopedia, 2502 – Centro de referência de alta complexidade em traumato-ortopedia
Ranases	133

Ao selecionar um procedimento específico, absolutamente todas as regras do SUS necessárias para a gestão de preços e faturamento estão disponíveis com clareza, por exemplo:

- Preço;
- Em que tipo de atendimento se aplica;
- Valor do procedimento (parcela hospitalar e honorários médicos);
- CIDs compatíveis;
- OPMEs compatíveis;
- Tipo de Profissional que pode realizar;
- E todas as informações necessárias para a Gestão Comercial, Faturamento e Auditoria de Contas Hospitalares.

O que poucas pessoas sabem é que a Tabela SIGTAP não se presta somente à captação das receitas, mas também, e talvez hoje em dia principalmente, para apurar a produção dos estabelecimentos de saúde:

- Como boa parte dos hospitais é remunerada com verba fixa em relação a metas fixadas, a tabela descreve milhares de itens não assistenciais, que são importantes para avaliar as metas;
- E a tabela descreve itens cujo preço é zero, porque a remuneração referente a eles é feita por estimativa de média de produção, não necessitando conter preço – apenas código, descrição e compatibilidades.

Tipo de financiamento	Significado	Aplicação
FAEC	Fundo de ações estratégicas e compensações	Internações e atendimentos ambulatoriais de rotina
MAC	Média e alta complexidade	Internações e atendimentos ambulatoriais de rotina
MUT	Mutirão	Internações e atendimentos ambulatoriais específicos – priorizados pelo sistema de saúde
PAB	Programa de atenção básica	Atendimentos ambulatoriais de baixa complexidade

Uma possível alegação de exceção à regra de que o preço SUS nunca varia relaciona-se ao tipo de financiamento – o preço de um mesmo procedimento pode variar dependendo do tipo de financiamento que o está remunerando:

- FAEC – Fundo de Ações Estratégicas e Compensações:
  - Procedimentos considerados estratégicos pelo Ministério da Saúde;
  - Pode ocorrer tanto para internações quanto para atendimentos ambulatoriais;
- MAC – Média e Alta Complexidade:
  - Financiamento dos procedimentos de média e alta complexidade;
  - Pode ocorrer tanto para internações quanto para atendimentos ambulatoriais;
- MUT – Mutirão:
  - São ações específicas e pontuais, definidas pelo Sistema de Saúde Público, que prioriza procedimentos para atender necessidades emergenciais ou cuja demanda está reprimida;
  - Nas ações de mutirão o preço pago pelo SUS costuma ser maior que o pago pelo mesmo procedimento enquadrado em FAEC ou MAC;
- PAB – Programa de Atenção Básica:
  - Financiamento dos procedimentos de baixa complexidade;
  - Esse financiamento só ocorre nos atendimentos ambulatoriais.

O Mutirão é um incentivo para que uma determinada fila de atendimento "ande mais rápido". O incentivo geralmente é um preço diferenciado, para fazer aquele procedimento, naquelas condições que o SUS está necessitando priorizar.

Uma outra exceção à unificação do preço são os Incrementos:

- O SUS pode definir preço diferenciado para um procedimento feito de maneira diferente em determinados serviços de saúde;
- Por exemplo: a diária de internação psiquiátrica tem valor único definido na Tabela SIGTAP, mas eventualmente se o

hospital atende esse tipo de paciente e realiza ações de pesquisa que vão no futuro melhorar a assistência, ou reduzir o custo do atendimento, e o SUS pode definir um incremento de valor para subsidiar essa pesquisa que esse hospital faz e os demais não fazem.

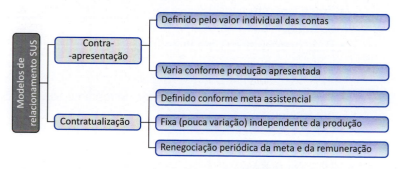

Dados a complexidade da apresentação das contas, interesses políticos e a falta de controle do orçamento do sistema SUS, tem sido tendência o que se chama de "contratualização":

- Na sistemática normal de remuneração do SUS ("Contra-apresentação"), os hospitais vão atendendo seus pacientes e apresentando suas contas ao SUS para ressarcimento das despesas;
- Na "contratualização" o SUS define uma meta assistencial para o hospital cumprir e uma verba para que ele viabilize a operação.

Na teoria o sistema fica mais simples, mas a "contratualização" origina problemas para os hospitais:

- A definição das metas e repasse é um ato político, e como qualquer evento político está sujeito aos interesses político-partidários, que geralmente não se relacionam com as demandas da saúde da população;
- De qualquer modo, para poder rediscutir as metas e repasse é necessária a apuração da produção do hospital, e para isso as contas devem continuar a ser geradas da mesma forma como ocorre na sistemática normal ("Contra-apresentação"), ou seja, não reduz o impacto administrativo.

Na teoria, o que também seria vantagem é a previsibilidade da receita – o hospital passa a ter receita fixa garantida, e com isso consegue honrar suas despesas fixas –, mas na prática do sistema normal o hospital também tem receita fixa, uma vez que sua produção é sempre maior do que o repasse que o SUS realiza, pela limitação de verba que sua frágil estrutura de planejamento lhe confere.

Como se vê, a "contratualização" na teoria é uma boa iniciativa, mas na prática fica subordinada aos interesses, especialmente políticos, tornando o que acontece na prática algo muito diferente do que preconiza a teoria.

Saúde Suplementar

Contrato hospitalar × Operadora		
Para cada plano		
Disposições operacionais	Coberturas	Preços
Regras para atendimento, autorizações, faturamento, auditoria e recebimento	Locais e tipos de atendimento	Tabelas
Particularidades operacionais	Especialidades e procedimentos	Particularidades

Na Saúde Suplementar, ao contrário do SUS, desde que não haja alguma lei ou regulamentação da ANS, o que vale na relação entre o hospital e a operadora de planos de saúde é o que está no contrato.

O contrato pode definir regras específicas para cada plano da operadora de planos de saúde. Como na relação o hospital se posiciona como fornecedor, o contrato geralmente costuma ser o definido pela operadora, ou seja, é pouco comum observar um hospital em que a maioria dos contratos tenha um mesmo modelo. E as operadoras têm contratos de modelos muito diferentes umas das outras.

De qualquer modo existem elementos comuns, independentemente do modelo adotado, que orientam a relação comercial entre a operadora e o hospital.

- Disposições Operacionais
  - Descrevem cláusulas básicas do relacionamento comercial entre as partes;

- Regras de atendimento – por exemplo: necessidade de apresentar carteira de beneficiário, canais de comunicação;
- Regras de autorizações – por exemplo: dinâmica de obtenção de senhas de internação, de prorrogação da internação;
- Regras de faturamento – por exemplo: tempo para envio das contas, tipos de contas;
- Regras de auditoria – por exemplo: cronograma de auditoria, regras para tratamento de glosas em contas;
- Regras de recebimento – por exemplo: prazo para a quitação das contas, prazo para a quitação de recursos;
- Particularidades operacionais – por exemplo: penalidades, avaliações.

- Coberturas
  - Locais e horários de atendimento;
  - Tipos de atendimento;
  - Especialidades credenciadas;
  - Procedimentos credenciados;
  - É importante lembrar que o fato de o hospital estar credenciado na operadora não significa que tudo o que o hospital faz está credenciado. O contrato define aquilo que a operadora credencia, e essa indicação pode ser por tipo de atendimento e/ou plano a plano – por exemplo:
    - Credencia internação clínica em todos os planos, mas internação cirúrgica apenas para o plano X;
    - Credencia tomografia apenas para pacientes internados e não para outros tipos de atendimento, exceto no plano Z, em que a tomografia está credenciada para atendimento externo.

- Preços
  - Tabelas de Preços;
  - Particularidades – por exemplo: deflatores ou multiplicadores;
  - É importante ressaltar que não basta definir a tabela de preços:
    - A negociação pode definir que para exames em pacientes internados vale a tabela X cheia, mas para atendimentos ambulatoriais a tabela tem desconto de 10% para exames laboratoriais.

- E isso também pode ser negociado plano a plano.

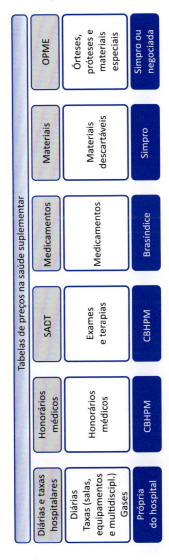

A prática na saúde suplementar no Brasil é de utilizar seis parâmetros de preços, com várias tabelas de preços.
- Diárias e Taxas Hospitalares
  - Define preços dos itens básicos da hotelaria hospitalar, e tudo o que não consta nas demais tabelas:

- Diárias: enfermaria, apartamento, suíte, semi-intensiva, UTI etc.;
- Taxas de Uso de Salas: sala cirúrgica, sala de gesso, sala de procedimento ambulatorial, repouso, sala de observação etc.;
- Taxas Hospitalares: administrativa, margem sobre materiais, margem sobre medicamentos etc.;
- Taxas de Procedimentos Multiprofissionais: enfermagem, fisioterapia, nutrição etc.;
- Taxas de Uso de Equipamentos: monitor de pressão, monitor cardíaco; bisturi etc.;
- Taxas de Nutrição: enteral, parenteral, para acompanhantes etc.;
- Taxas de Gases: oxigênio, vácuo, ar comprimido etc.;
- Geralmente uma Tabela Própria do Hospital, objeto de negociação de desconto geral, ou por partes, mas pode ser uma tabela definida pela operadora, quando esta tem muita força na relação comercial e pouca dependência em relação ao hospital.

- Honorários Médicos
  - Define especificamente o preço dos honorários médicos;
  - Geralmente uma Tabela AMB (atual CBHPM – antigas AMB), mas pode ser a tabela definida pela operadora, referenciando ou não uma associação de classe, de empresas ou cooperativa.

- SADT
  - Define especificamente o preço dos exames e dos procedimentos diagnósticos;
  - Geralmente a mesma tabela dos Honorários Médicos:
    - Mas pode ser outra, ou outra versão da mesma tabela;
    - E pode ser a mesma tabela, porém com deflator ou multiplicador diferente.

- Medicamentos
  - Define especificamente o preço dos medicamentos;
  - Praticamente 100% dos hospitais utilizam a Tabela Brasíndice;
  - Mas não com o mesmo deflator ou multiplicador como padrão, que costuma ser negociado caso a caso.

- Materiais
  - Define especificamente o preço dos materiais de baixo custo;
  - A prática mais comum é utilizar a Tabela Simpro;
  - Mas não com o mesmo deflator ou multiplicador como padrão, que costuma ser negociado caso a caso.
- OPME
  - Define especificamente o preço do OPME (Órteses, Próteses e Materiais Especiais), que na prática são os materiais de alto custo;
  - Há uma grande variação nas práticas de mercado:
    - Pode ser a Tabela Simpro;
    - Pode ser uma tabela negociada previamente entre hospital e operadora;
    - Ou o preço pode ser definido como sendo o menor valor, caso a caso, de três cotações apresentadas pelo hospital à operadora.

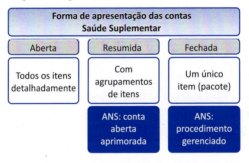

Além da definição dos preços individuais dos itens, observado em detalhes nas contas chamadas "Abertas", outros preços podem ser definidos:

- Pode haver negociação de grupos de itens, de modo que ao invés de a conta ser apresentada com todos os itens individualmente haja agrupamento de itens. Esse tipo de conta é chamado de "Resumida" (ou, pela ANS, de Conta Aberta Aprimorada), e existe a definição do preço para cada agrupamento de itens;
- Pode haver negociação para um preço total para determinados procedimentos. Esse tipo de conta é chamado de "Fechada" ou "Pacote" (ou, pela ANS, de Procedimento Gerenciado).

A combinação de todas essas variáveis de preços e coberturas faz com que o pactuado para um plano de uma operadora seja diferente do pactuado para todos os demais planos de todas as operadoras, inclusive os da própria operadora.

TABELAS DE PREÇOS NA SAÚDE SUPLEMENTAR

As tabelas de preços utilizadas na Saúde Suplementar "são um capítulo à parte" na insanidade da estruturação do financiamento do sistema: várias tabelas definem preços e quase nenhuma delas é aplicada integralmente, modificadas por negociações bilaterais ou imposições unilaterais da parte mais forte da relação comercial – caso a caso. Diferentemente do SUS, que tem uma única tabela, a relação comercial hospital-operadora sempre é definida por no mínimo três.

Tabela da AMB: CBHPM

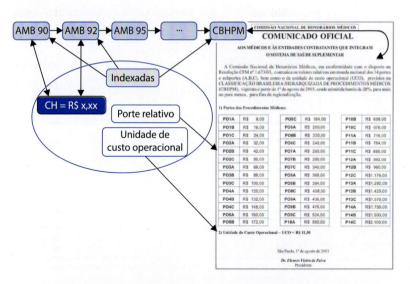

A Tabela de Honorários Médicos da AMB (Associação Médica Brasileira) é a mais importante entre todas as tabelas utilizadas na Saúde Suplementar, porque, além de definir o preço dos honorários médicos, define preços de exames e terapias e influencia os preços de outros itens da conta hospitalar.

A primeira tabela publicada pela AMB foi em 1990 (chamada AMB-90), em uma época em que o Brasil experimentava índices de inflação gigantescos. Nesse cenário, ela seguiu uma prática muito comum na época em vários segmentos de mercado: definir um parâmetro de referência que multiplicado por um fator definia o preço em moeda corrente. Os táxis, por exemplo, utilizavam o mesmo recurso: o taxímetro valorizava a corrida em "unidades taximétricas" e a prefeitura definia o valor da unidade mensalmente.

O indexador da Tabela AMB-90 era chamado de CH (Coeficiente de Honorários), que é utilizado até os dias de hoje nos contratos que ainda têm como base de preços as antigas tabelas da AM3.

As novas tabelas AMB são chamadas CBHPM (Classificação Brasileira Hierarquizada de Procedimentos Médicos) e têm estrutura similar:

- Os procedimentos são classificados por porte, que é uma relação entre eles (porte relativo);
- O valor dos tipos de porte é definido anualmente;
- E é acrescido ao valor do porte relativo a um outro valor calculado que representa o custo operacional para a realização do procedimento.

Na teoria, o porte deveria remunerar o profissional médico, e o custo operacional, a instituição (hospital, laboratório etc.), mas a prática define caso a caso o destino dessas receitas.

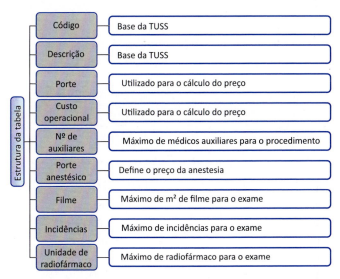

A figura ilustra a estrutura básica da Tabela CBHPM.

- Código e Descrição do Procedimento
  - Descrevem todos os procedimentos, de acordo com uma hierarquia que representa especialidades e subespecialidades;
  - São a base da padronização TUSS (Terminologia Unificada da Saúde Suplementar), que é utilizada como referência para contratos e troca de informações na Saúde Suplementar.
- Porte e Custo Operacional
  - São os parâmetros utilizados para o cálculo do preço do procedimento;
  - O porte é o peso relativo do procedimento em relação aos demais.
- N° de Auxiliares
  - Define o número máximo de auxiliares que podem ser cobrados no procedimento.
- Porte Anestésico
  - Define o preço do procedimento anestésico;
  - Este porte também é utilizado para definir a taxa de sala cirúrgica, que geralmente é cobrada por cirurgia de pequeno porte, médio porte, grande porte e porte especial.
- Filme
  - Os exames de imagem utilizam a metragem de filme, definida como acréscimo ao valor calculado a partir do porte e custo operacional;
  - O preço do m^2 de filme geralmente é o definido pelo Congresso Brasileiro de Radiologia.
- Incidências
  - Especialmente para os exames de Raios-X a tabela de fine o máximo de incidências admitida para cada exame.
- Unidade de Radiofármaco
  - Especialmente para Medicina Nuclear, a tabela define o valor máximo de radiofármaco utilizado;

OFICIAL das tabelas (THM 1990/1992, LPM 1996/1999 e CBHPM 3ª, 4ª e 5ª Edições) com a TUSS

Relacionamento das tabelas (THM 1990/1992, LPM 1996/199 e CBHPM 3ª, 4ª e 5ª Edições) com a TUSS

THM 1990	THM 1992	LPM 1996	LPM 1999	CBHPM 3 edição	CBHPM 4 edição	CBHPM 5 edição	Código TUSS	Descrição TUSS
00010014	00010014	00010014	00010014	10101012	10101012	10101012	10101012	Em consultório (no horário normal ou preestabelecido)
00010022				10101020	10101020	10101020	10101020	Em domicílio
			00010065	10101039	10101039	10101039	10101039	Em pronto socorro
00020010	00020010	00020010	00020010	10102019	10102019	10102019	10102019	Visita hospitalar (paciente internado)
00030015	00030015	00030015	00030015	10103015	10103015	10103015	10103015	Atendimento ao recém-nascido em berçário
00030031	00030031	00030031	00030031	10103023	10103023	10103023	10103023	Atendimento ao recém-nascido em sala de parto (parto normal ou operatório de baixo risco)
00030023				10103023	10103023	10103023	10103023	Atendimento ao recém-nascido em sala de parto (parto normal ou operatório de baixo risco)
				10103031	10103031	10103031	10103031	Atendimento ao recém-nascido em sala de parto (parto normal ou operatório de alto risco)
		14010062	14010062	10104011	10104011	10104011	10104011	Atendimento do intensivista diarista (por dia e por paciente)
00040010	00040010	14010011	14010011	10104020	10104020	10104020	10104020	Atendimento médico do intensivista em UTI geral ou pediátrica (plantão de 12 horas por paciente)
00040029	00040029	14010020	14010020	10104020	10104020	10104020	10104020	Atendimento médico do intensivista em UTI geral ou pediátrica (plantão de 12 horas por paciente)
				10105034	10105034	10105034	10105034	Transporte extra-hospitalar terrestre de pacientes graves, 1ª hora - a partir do deslocamento do médico
				10105042	10105042	10105042	10105042	Transporte extra-hospitalar terrestre de pacientes graves, por hora adicional - até o retorno do médico à base
				10105050	10105050	10105050	10105050	Transporte extra-hospitalar aéreo ou aquático de pacientes graves, 1ª hora - a partir do deslocamento do médico
				10105069	10105069	10105069	10105069	Transporte extra-hospitalar aéreo ou aquático de pacientes graves, por hora adicional
						10105077	10105077	Acompanhamento médico para transporte intra-hospitalar de pacientes graves, com ventilação assistida, da UTI para o centro de diagnóstico
26010011	26010011	26010011	26010011	10106014	10106014	10106014	10106014	Aconselhamento genético
				10106030	10106030	10106030	10106030	Atendimento ao familiar do adolescente
				10106049	10106049	10106049	10106049	Atendimento pediátrico a gestantes (3º trimestre)
				10106065	10106065	10106065	10106065	Exame de aptidão física e mental para fins de inscrição ou renovação de CNH (Carteira Nacional de Habilitação)
				10106073	10106073	10106073	10106073	Junta Médica (três ou mais profissionais) - destina-se ao esclarecimento diagnóstico ou decisão de conduta em caso de difícil solução - por profissional

- O preço do radiofármaco, geralmente, é definido pelo Congresso Brasileiro de Radiologia.

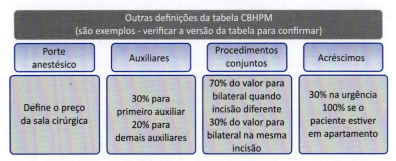

Mas, além dos preços, na parte introdutória da Tabela CBHPM são formalizadas outras definições que afetam significativamente os preços dos procedimentos médicos; por exemplo:
- O valor dos honorários dos médicos auxiliares no procedimento;
- O valor dos honorários no caso de procedimentos conjuntos;
- O acréscimo do preço no caso de procedimento em horário de urgência, ou quando o paciente é internado em apartamento.

Grupo	Subgrupo	Item
Cardiologia	Cirurgia valvar	Procedimento A
Cardiologia	Cirurgia valvar	Procedimento B
Cardiologia	Hemodinâmica	Procedimento X
Cardiologia	Hemodinâmica	Procedimento Y
Radiologia geral	Ombro	RX ombro 1 inc
Radiologia geral	Ombro	RX ombro 2 inc
Radiologia geral	Mão	RX crânio frente
Radiologia geral	Mão	RX crânio perfil

Deflator 100%
Acréscimo 5%
Negociação

A adoção da tabela geralmente não é feita de forma geral:
- Pode contemplar apenas uma parte dos itens da tabela;
- Em alguns grupos pode ser definido um deflator;
- Em alguns grupos pode ser definido um acréscimo.

No próprio site da ANS, é possível baixar uma planilha com referência de códigos entre as tabelas AMB antigas e as novas, o que pode ser muito útil no caso de contratos antigos baseados nas tabelas antigas, em que um novo procedimento que só consta na tabela nova pode vir a ocorrer.

Esse relacionamento é bem complexo porque ao longo dos anos, na evolução de uma tabela para outra, alguns procedimentos foram desmembrados e alguns foram fundidos, ou seja, a relação não é de 1 para 1 – é de N para N.

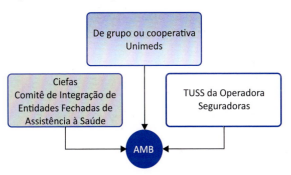

Existem cenários em que outras tabelas de honorários são utilizadas como referência:
- Um grupo de empresas que se intitulam "Entidades Fechadas de Assistência à Saúde", teoricamente formado pelas empresas de autogestão vinculadas às empresas públicas, utiliza uma tabela própria chamada Ciefas (Comitê de Integração de Entidades Fechadas de Assistência à Saúde);
- Algumas cooperativas, especialmente do sistema Unimed, utilizam uma tabela própria;
- E algumas seguradoras utilizam tabelas próprias, que foram apelidadas de TUSS da Operadora.

Todas elas na verdade têm como base a CBHPM, porém definindo preços diferentes.

Tabela Brasíndice

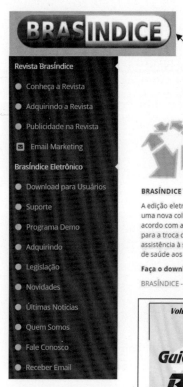

BRASÍNDICE TISS

A edição eletrônica do Guia Farmaceutico - BRASÍNDICE (N° 637) inclui uma nova coluna contendo o código Brasíndice -TISS de 10 digitos, de acordo com a Resolução Normativa que estabelece padrão obrigatório para a troca de informações entre operadoras de plano privado de assistência à saúde e prestadores de serviços de saúde sobre os eventos de saúde aos seus beneficiarios.

Faça o download do arquivo TISS

BRASÍNDICE - CÓDIGO TISS

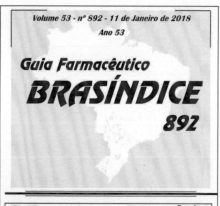

O Guia Farmacêutico Brasíndice, editado pela Editora Andrei, é a tabela de referência de preços de medicamentos mais utilizada no Brasil. Ela é atualizada sistematicamente, e por meio da aquisição de uma assinatura o hospital pode receber da editora a versão atualizadas e/ou as atualizações em diversos formatos: guia em papel e/ou arquivo eletrônico e/ou aplicativo para consulta em tempo real.

O guia, além dos preços, publica:
- As informações recentes mais importantes a respeito de medicamentos, como novas normas e regulamentações;
- A tabela atualizada de códigos TISS dos medicamentos;
- Informações sobre incidência de tributos sobre preços de medicamentos;
- O código Anvisa dos medicamentos.

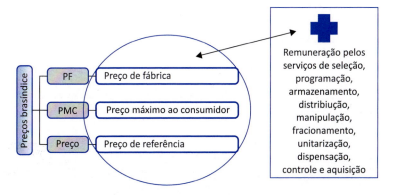

Na tabela, dependendo do tipo de medicamento, pode haver tipos de preços:
- PF – Preço de Fábrica
  - Preço máximo pelo qual o fabricante pode vender;
  - Na teoria é o preço que o hospital paga pelo medicamento ao fornecedor;
- PMC – Preço Máximo ao Consumidor
  - Preço máximo que o consumidor final deve pagar;
  - Na teoria, é o preço que o hospital vai apresentar nas contas hospitalares;
- Preço
  - Alguns medicamentos, especialmente os utilizados em exames, as dietas especiais e outros, apresentam um úni-

co preço porque não têm regulação (ou intervenção) direta do governo;
- Nesses casos o preço equivale ao conceito do PMC.

Mas no preço final o hospital pode acrescentar um porcentual que corresponde a "remuneração pelos serviços de seleção, programação, armazenamento, distribuição, manipulação, fracionamento, unitarização, dispensação, controle e aquisição". Esse nome extenso definido em norma na ANS na verdade é o que sempre foi chamado de "margem de comercialização", e se refere ao fato de o hospital não poder vender um medicamento pelo mesmo preço da farmácia, uma vez que a farmácia apenas vende o produto, e o hospital ministra ao paciente.

Na negociação entre hospital e operadora não basta apenas definir a Tabela Brasíndice como base:
- É necessário definir qual o preço base (PF ou PMC);
- E é necessário definir também o porcentual de margem de comercialização:
  - E nada impede que esse porcentual varie em grupos de itens da tabela – o que não é raro de acontecer.

Tabela Simpro

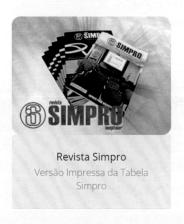

Revista Simpro
Versão Impressa da Tabela Simpro

O Guia Simpro, editado pela Simpro Publicações e Telecomunicações, é a tabela de preços de materiais mais utilizada no mercado. Similarmente ao Brasíndice, o hospital adquire uma assinatura e pode receber a versão atualizada e as atualizações em diversas versões: guia impresso, arquivo eletrônico e/ou aplicativo para consulta em tempo real.

O guia, além dos preços, publica:
- As informações recentes mais importantes a respeito de materiais e medicamentos, como novas normas e regulamentações;
- O código Anvisa dos produtos.

Similarmente ao praticado nos medicamentos, no preço final o hospital acrescenta um porcentual a título de "remuneração pelos serviços de seleção, programação, armazenamento, distribuição, manipulação, fracionamento, unitarização, dispensação, controle e aquisição" – a margem de comercialização.

Na negociação entre hospital e operadora não basta apenas definir a Tabela Simpro como base:
- É necessário definir os grupos de materiais, especialmente se OPME está incluso ou não na referência de preços da tabela;
- E é necessário definir também o porcentual de margem de comercialização;
- E é preciso também definir se OPME estiver incluso, se a margem de comercialização dele pode ser a mesma dos outros materiais da tabela, ou diferente, negociando-se caso a caso, por grupo etc.

OPME

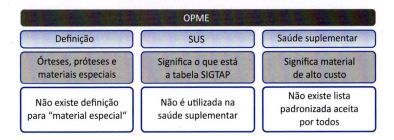

Um dos pontos de grande atenção da gestão comercial, OPME originalmente eram as Órteses, Próteses e Materiais Especiais que o SUS definiu como necessário pagar à parte do valor dos procedimentos. A necessidade do SUS se refere ao fato de que o valor do procedimento é muito baixo e não compensava a aquisição desse tipo de material, então inseriu na Tabela SIGTAP uma lista de materiais que remunera separadamente do procedimento.

No SUS OPME está bem definido, embora haja um viés:
- Está bem definido o que é OPME – é o que está na Tabela SIGTAP;
- Está bem definido quando pode ser utilizado – a própria Tabela SIGTAP define a compatibilidade que deve existir entre o procedimento, o CID e o OPME;
- Mas é uma tabela restrita – não tem todo OPME existente no mercado, apenas aquilo que o SUS considera necessário para o tratamento dos pacientes.

Na Saúde Suplementar, originalmente utilizava-se a tabela do SUS para definir o que é OPME, mas, como ela foi ficando cada vez mais desatualizada em relação ao universo de materiais utilizados, atualmente na prática OPME significa material de alto custo. Acima de determinado valor, que deve estar estabelecido em contrato, o material é enquadrado como OPME, independentemente do fato de ser órtese, prótese ou material especial, até porque nunca existiu uma definição racional do que significa "material especial".

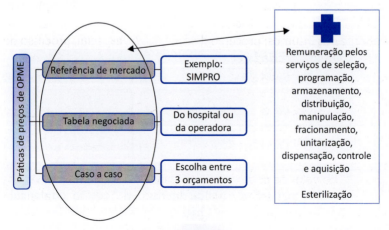

Existem três práticas para a definição de preços de OPME no Brasil:

- Adotar uma Referência de Mercado, por exemplo a Tabela Simpro;
- Adotar uma Tabela Negociada, ajustada de comum acordo entre Hospital e Operadora;
- Escolher Caso a Caso o OPME mais barato:
  - Neste caso, para cada procedimento é realizada cotação, geralmente de três fornecedores, e as partes escolhem a de menor valor;
  - Existe uma grande confusão em relação a esse modo:
    - Uma resolução dá ao médico o direito de ter opção de fornecedor, ou seja, o médico não é obrigado a aceitar um determinado material de um determinado fornecedor, que na teoria poderia inserir um risco ao paciente no seu procedimento;
    - Mas a resolução não determina que o médico defina quais são as opções – o hospital, desde que oferte opções de fornecedores diferentes, pode definir quais são.

É de praxe a definição contratual de um porcentual de acréscimo sobre o preço a título de manipulação desse tipo de material, que geralmente se refere àqueles que necessitam de esterilização.

É notório que existe um mercado específico de fornecedores e interesses relacionados ao OPME, com exposição na mídia de casos envolvendo corrupção, e por essa razão na Saúde Suplementar a dinâmica de utilização de OPME é totalmente diferente do restante dos insumos: processo de autorização especial, processo de pagamento diferenciado etc.

Há alguns anos as maiores operadoras passaram a fornecer alguns OPMEs:

- Em vez de o hospital comprar, a operadora compra, e o hospital continua recebendo um porcentual sobre o valor da compra para cobrir despesas de manipulação;
- Mais recentemente, para evitar dúvidas sobre a declaração do valor de compra por parte de operadora, em vez de um porcentual sobre o valor da compra pode-se estabelecer um valor fixo.

Tabela Própria (Hospitalar)

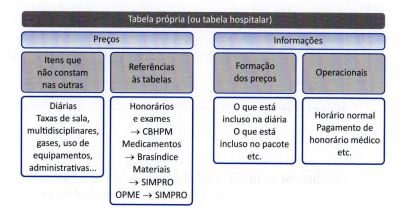

Tudo que não é definido nas outras tabelas é definido na tabela chamada "Tabela Própria", ou "Tabela Hospitalar", ou "Tabela Negociada". Pelo exposto nas demais tabelas é possível concluir que ela define, pelo menos:
- Diárias: enfermaria, apartamento, suíte, semi-intensiva, UTI etc.;
- Taxas de Sala: cirúrgica, repouso, observação, de procedimentos etc.;
- Taxas de Procedimentos Multidisciplinares: enfermagem, fisioterapia, nutrição etc.;
- Taxas de Uso de Equipamentos: monitores, bisturi, microscópio etc.;
- Taxas de Gases: oxigênio, ar comprimido, vácuo etc.;
- Taxas Hospitalares: administrativa, margem de comercialização etc.

Também define preços de itens de hotelaria não cobertos pelos planos de saúde como refeição para acompanhantes ou complementares à dieta, uso de internet etc.

A tabela do início desta página tem especial utilidade no caso de pacientes que pagam diretamente suas contas (pacientes particulares, que não usam plano de saúde):
- Ela deve descrever detalhadamente todos os preços, uma vez que o direito do consumidor exige que os clientes saibam

antecipadamente o preço dos produtos e serviços oferecidos;
- Para não replicar os preços das demais tabelas, a prática comum de mercado é que a Tabela Hospitalar faça menção às demais, por exemplo: "o preço dos medicamentos é definido segundo a Tabela Brasíndice, última edição, acrescido de 30% a título de remuneração pelos serviços de ...", e assim com as demais tabelas eventualmente referenciadas para os preços.

Como boa parte dos preços dessa tabela não consta nas demais, ela sempre entra na negociação com a operadora:
- Geralmente se utiliza a tabela como referência, concedendo um desconto, que pode ser geral ou variável de acordo com os grupos que ela contém. Na prática, quanto maior o volume de pacientes que a operadora gera para o hospital, maior o desconto concedido;
- O contrato deve formalizar também se a parte da tabela que se refere aos procedimentos específicos está coberta no atendimento ou não;
- E nas negociações em que a operadora é muito forte, ela define uma tabela própria com uma gama bem pequena de itens, e o hospital acaba aceitando.

A tabela da página anterior também é utilizada para valorizar os itens da conta que não têm cobertura da operadora e serão cobrados à parte na conta hospitalar:
- Aquilo que é coberto entra na conta da operadora de acordo com o pactuado no contrato;
- Aquilo que não é coberto compõe uma conta específica para o paciente pagar, e nessa conta essa tabela costuma ser aplicada integralmente – sem desconto.

Como os itens que não constam nas tabelas de referência de mercado podem gerar interpretação dúbia, é fundamental que a tabela não se limite a definir os preços:
- É necessário definir a base do preço. Por exemplo:
  - Não deve apenas definir o preço da diária:
    - Deve definir o que está incluso no preço da diária (ex.:

equipamentos fixos da sala, material de higienização da sala, ...) e o que não está (equipamentos móveis, honorários, ...);
- É necessário descrever a referência das definições. Por exemplo:
  - Não deve simplesmente definir acréscimo em horário de urgência;
    - Deve definir qual é o horário normal e qual é o horário definido como sendo de urgência.

Quando faz menção a outra tabela (CBHPM, por exemplo), deve definir qual a versão, ou mencionar explicitamente que vale sempre a versão atual.

Regulamentações e Práticas

Existe uma infinidade de leis e resoluções que se relacionam com a Gestão Comercial Hospitalar.

Especialmente na Saúde Suplementar existem práticas que cobrem a ausência de legislação que acabaram se tornando padrão de fato. Como na Saúde Suplementar tudo ocorre segundo interesses conflitantes, muitas são conflitantes entre si, inclusive algumas resoluções da própria ANS!

DEFINIÇÕES RELEVANTES

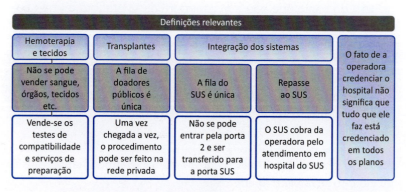

- Hemoterapia, Tecidos e Órgãos
  - Não se pode vender sangue, órgão, tecido, osso, glândula ou qualquer parte do corpo de um ser humano;

- Na Saúde Suplementar, a prática para remunerar tudo que envolve uma transfusão, implante ou transplante é cobrar pelos testes de compatibilidade e serviços de preparação do componente para utilização na assistência do paciente:
  - ◆ Sangue, por exemplo, cobram-se o serviço de aférese (separação dos componentes), os exames laboratoriais de compatibilidade e identificação de vírus e bactérias e os materiais utilizados (bolsa, etiquetas etc.);
- Os hospitais públicos geralmente firmam convênio com as instituições públicas chamadas "banco de sangue" para pagar pelo serviço de fornecimento de sangue. O preço é compensado por uma "verba de retribuição" caso o hospital seja um ponto de captação de doadores. Os hospitais privados costumam pagar para os bancos de sangue públicos e privados, caso a caso.

- Transplantes
  - No Brasil existe uma fila única para utilização de órgãos captados pelo sistema público, não sendo possível alguém pagar para "furar a fila";
  - Na Saúde Suplementar existem situações em que um doador vivo vai doar especificamente para um paciente (rim para um irmão, por exemplo). Nesse caso não se configura como "furo de fila";
  - Um paciente que está na fila do SUS, ao chegar sua vez, pode optar por fazer o transplante em um hospital privado – se fizer no sistema SUS o transplante é gratuito, e se optar pelo privado é quase certo que arcará com todo o custo porque a operadora vai justificar que não deve pagar por opção do paciente em não utilizar o serviço que estava gratuitamente à sua disposição.
- Integração dos Sistemas SUS e Saúde Suplementar
  - Nos hospitais públicos com Porta 2, uma vez que o paciente entrou pela porta da Saúde Suplementar, seu tratamento irá até o final por ela:
    - ◆ Não poderá ser transferido para o SUS, porque isso configuraria "furar a fila SUS";
    - ◆ Caso o paciente não tenha recursos para pagar o trata-

mento, ou o hospital arcará com o prejuízo ou o paciente será acionado judicialmente da mesma maneira que ocorreria em um hospital particular;
- Quando o SUS identifica que um paciente atendido na rede SUS tem plano de saúde, apresenta a conta para a operadora com a justificativa de que o paciente paga por um serviço que é realizado gratuitamente pela área pública:
  - Esta questão tem histórico controverso: as operadoras recorrem justificando que a opção é do paciente, e que a rede de atendimento estava à disposição;
- Nos dois casos a Gestão Comercial Hospitalar deve definir instrumentos de identificação e controle dos casos, se aparelhando para os processos judiciais.

Como existe o fato de a operadora credenciar apenas alguns serviços do hospital, é comum ação do paciente contra o hospital, ou induzido por propaganda enganosa, ou por má-fé, exigindo que o hospital faça atendimento não coberto pelo seu plano de saúde:
- Esse fato comumente é endereçado para a área jurídica, e não é raro o juiz determinar que o hospital realize o atendimento;
- A área comercial deve definir elementos nos processos de atendimento que formalizem adequadamente esses eventos, de modo a se aparelhar nas ações de resgate junto à operadora ou ao próprio paciente.

PADRONIZAÇÃO (TUSS – TISS – CÓDIGO ANVISA)

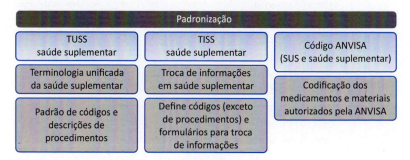

Algumas padronizações são de especial atenção da Gestão Comercial Hospitalar.

- TUSS – Terminologia Unificada da Saúde Suplementar
  - É o padrão de códigos e descrição de procedimentos definido pela ANS;
  - É uma padronização questionável no sentido de ser desnecessária:
    - A base dessa padronização é a Tabela CBHPM, que poderia ser adotada como padrão, reduzindo a quantidade de normas e simplificando o sistema;
    - O próprio "Rol da ANS" se baseia na CBHPM.
- TISS – Troca de Informações em Saúde Suplementar
  - É o padrão de códigos e descrições, exceto de procedimentos, definido pela ANS;
  - Também é uma padronização questionável no sentido de:
    - Padronizar itens que não são necessários:
      - O código Anvisa poderia ser adaptado para suprir essa necessidade. A adaptação seria simples, e eliminaria a existência de mais um padrão;
    - Padronizar o que não é padronizável:
      - Define um padrão para diária de apartamento, por exemplo, quando não existe padrão de apartamento hospitalar. Diferentemente do medicamento, que é aquele que independe do fabricante, o apartamento de um hospital raramente é igual aos apartamentos dos demais hospitais.
- Código Anvisa
  - Medicamentos e Materiais utilizados no sistema de saúde (SUS ou Saúde Suplementar) devem ter registro na Anvisa, e esse registro deve ser renovado periodicamente de acordo com as regras definidas pela Agência;
  - É um padrão importantíssimo:
    - Como define o que se pode utilizar, responsabiliza administrativamente e criminalmente o hospital que se utiliza de itens sem registro;
    - Por ser um padrão de fato e bem definido, especialmente no que se refere ao OPME, é utilizado no processo de autorização e pagamento;

- Quando a Gestão Comercial Hospitalar não está bem estabelecida os processos de aquisição e utilização falham, e a perda de receita é evidente:
  - Nem SUS nem Operadoras pagam por produtos sem registro, ou com registro vencido;
  - E a perda é irrecuperável – não é possível negociar pagamento mesmo com desconto de algo que não deveria ter sido utilizado, e existe formalização do uso do material.
- Conforme exposto, as tabelas Brasíndice e Simpro associam os itens ao código Anvisa, daí a necessidade de a Gestão Comercial Hospitalar possuir assinatura para estar provida da versão mais atualizada da tabela.

Esses padrões não necessitam estar explicitados nos contratos, uma vez que são definidos em leis e resoluções.

CONSIGNAÇÃO

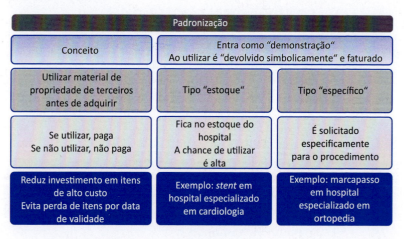

É uma prática comercial muito comum, especialmente em relação ao OPME:
- Consiste em, ao invés de adquirir um item para depois vender, receber o item e pagar por ele somente quando vender:
  - Isso reduz o investimento especialmente em itens de alto custo que podem não girar;
  - E reduz a eventual perda no caso de extrapolar o prazo

de validade do item, uma vez que geralmente esse controle fica definido como sendo de responsabilidade do fornecedor;

- Pode ser um item chamado "Tipo Estoque":
  - O fornecedor envia o produto que fica no estoque do hospital, e quando o hospital necessita retira do estoque e utiliza;
  - É a prática no caso de itens de alto giro, quando utilizar o item é só uma questão de tempo, uma vez que é praticamente certo que o hospital vai utilizar – por exemplo: *stent* em um hospital cuja especialidade é cardiologia e tem alto volume de atendimentos em hemodinâmica;
- Pode ser um item chamado "Tipo Específico":
  - O fornecedor envia o item específico para determinado procedimento, que poderá ou não utilizar o item;
  - É a prática comum quando não vale a pena deixar em estoque algo que poderá não ser utilizado – exemplo: marca-passo em um hospital especializado em ortopedia.

Para operacionalizar a consignação:
- Hospital e fornecedor definem o rol de produtos e a base de preço, que pode ser uma tabela indexada;
- A entrada do produto no hospital se dá por meio de uma nota fiscal de demonstração ou simples remessa cujo valor, e os tributos correspondentes, é praticamente simbólico;
- Quando o hospital utiliza, autoriza o fornecedor a faturar definitivamente, devolvendo simbolicamente o produto (uma nota fiscal de devolução);
- O fornecedor fatura definitivamente enviando a Nota Fiscal de venda, pelo valor correto do item.

Esta prática é benéfica para todos os envolvidos:
- Para o hospital, a redução de investimento em estoques;
- Para o fornecedor, a fidelização do cliente e a previsibilidade da receita;
- Para o governo, em todas as etapas, os eventos fiscais são absolutamente legais, não havendo dano ao Tesouro muni-

cipal, estadual ou federal, e até uma pequena antecipação de parte dos tributos.

É necessário, porém, que o hospital defina controles adequados, porque para todos os efeitos o item que está sob sua guarda é de sua responsabilidade: se desaparecer, por exemplo, o fornecedor deve ser ressarcido.

E existem algumas vantagens adicionais na prática da consignação:

- Como os itens e os fornecedores são previamente definidos, o controle do código Anvisa dos itens é mais adequado por ser realizado com antecedência;
- Na Saúde Suplementar, se os preços estão previamente negociados entre hospital e operadora, mesmo que indexados, o processo de autorização junto à operadora fica mais simples quando o contrato prevê apresentação de três orçamentos caso a caso.

REPASSE

Conforme exposto, parte da receita que transita pelas contas hospitalares não é do hospital e é necessário repassar para terceiros.

Médico

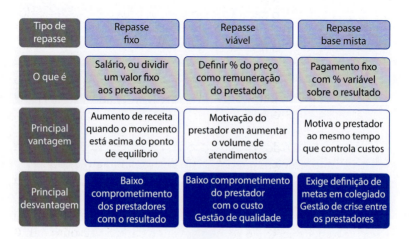

São três as práticas mais comuns de repasse aos médicos no Brasil.

- Repasse Fixo
  - O médico é assalariado, ou uma verba fixa é dividida entre os envolvidos, ou seja, seus vencimentos são fixos independentemente da produção;
  - É o tipo mais comum no SUS, embora não seja exclusivo;
  - Como para o hospital o custo é fixo, quanto maior o movimento, e consequentemente a receita, maior sua margem de lucro;
  - Esta prática, porém, geralmente se associa ao baixo comprometimento do médico em relação ao resultado operacional do hospital – como seus vencimentos são fixos, não existe motivação para aumento de produtividade e a receita fica limitada à sua produção e não à capacidade operacional do hospital.
- Repasse Variável
  - É definido um porcentual do preço dos serviços prestados como comissão a ser paga ao médico;
  - Assim, quanto maior a receita, maior o repasse ao médico, que se motiva em realizar o máximo possível de procedimentos, e desta maneira tanto o médico quanto o hospital acabam tendo maior receita;
  - Como no entanto o parâmetro é exclusivamente porcentual sobre a receita:
    - O médico nada ganha se não produzir quando fica doente, sai de férias ou vai a um congresso;
    - O médico não se motiva a se preocupar com a qualidade e com o custo do procedimento, o que pode prejudicar o hospital no curto prazo em relação ao custo, e no médio e longo prazos em relação à perda de fidelidade dos pacientes.
- Repasse Misto
  - São definidos um valor fixo, geralmente pequeno, e uma comissão variável sobre o resultado do serviço:
    - O resultado é a diferença entre a receita e a despesa correspondente à produção do médico;
    - Isso garante um ganho mínimo ao médico, fornecendo o conforto da previsibilidade dos seus ganhos, e um variável dependendo do resultado que ele gera, e não

em relação ao faturamento, fazendo com que ele se transforme em um parceiro do hospital;

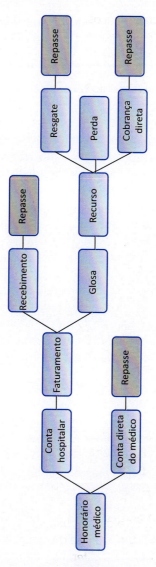

A figura acima demonstra uma dificuldade em relação ao repasse médico na Saúde Suplementar.

Como existe chance de haver glosa (não pagamento) por

diversas razões, é recomendável que o repasse seja feito somente após o recebimento. Assim:

- Se o honorário médico não passa pela conta hospitalar, ou seja, o paciente paga os honorários diretamente ao médico, o repasse não é problema do hospital;
- Se o honorário médico passa pela conta:
  - O médico vai receber somente:
    - Após o pagamento da conta;
    - Ou após o resgate da eventual glosa;
    - Ou após a cobrança direta ao paciente se a operadora negar cobertura;
  - Somente a espera pela remessa da conta já pode significar na prática 1 ou 2 meses de espera após a realização do procedimento. Aguardar o pagamento, que pode ocorrer somente após um eventual recurso de glosa, pode significar de 4 a 6 meses, o que naturalmente causa um grande estresse no relacionamento médico- hospital.

No SUS, nos casos de remuneração variável (por produção ou produtividade) o repasse é realizado quando o honorário encaixa no faturamento – não costuma haver vínculo entre o recebimento da receita correspondente do SUS.

O descrito em relação ao repasse para o médico pode ser aplicado por hospitais em relação aos outros profissionais multidisciplinares:

- Se tiver uma importante área de fisioterapia, aos fisioterapeutas;
- Se tiver uma importante área de medicina esportiva, aos profissionais da área de educação física;
- E assim por diante.

Fornecedor de OPME

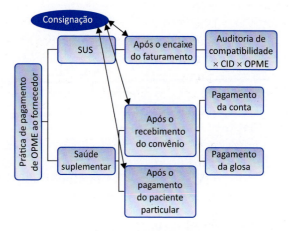

É público e notório que existe uma anomalia no mercado, chamada por alguns de "cartel do OPME", que age ilicitamente no sentido de estimular a fraude (apontar o uso de algo que não foi utilizado) e o superfaturamento (ou "sobrepreço"). Felizmente a prática demonstra que representa uma parcela muito pequena do mercado, mas infelizmente é uma realidade que necessita de ações comerciais coercitivas.

No SUS o problema é menor, embora também exista:
- Como o preço é tabelado (SIGTAP), a prática do "sobrepreço" não existe;
- Como porém a fraude pode existir, a prática é o hospital utilizar o máximo de rigor que a Tabela SIGTAP oferece:
  - Auditar a compatibilidade entre o procedimento, o CID e o OPME utilizado e a formalização do procedimento no prontuário do paciente;
  - Liberar o pagamento do fornecedor apenas se o faturamento encaixar, ou seja, se passar pela auditoria do SUS;
- Assim, elimina-se a possibilidade de o hospital utilizar material não compatível por pressão comercial do fornecedor ao médico e o prejuízo de utilizar um material cujo custo não será ressarcido pelo hospital.

Na Saúde Suplementar:
- Utiliza-se a mesma prática do repasse médico, ou seja, pa-

gar somente após o recebimento:

- O recebimento da conta do particular;
- Ou o recebimento da conta da operadora;
- Ou o recebimento do recurso de glosa da operadora;
- Assim como o repasse médico, esse pagamento pode demorar meses para encaixar, podendo gerar desconforto no relacionamento com os fornecedores, mas é justamente na Saúde Suplementar que existe a maior incidência de eventos ilícitos;
- Essa prática acaba tornando os fornecedores honestos verdadeiros parceiros, participando em todo o processo, especialmente no de autorização junto à operadora, para que tudo ocorra no menor tempo possível.

Essas práticas de segurar o pagamento evidentemente só são possíveis quando o hospital não faz estoque próprio de OPME:

- Se ele compra antecipadamente e faz estoque não tem como segurar o pagamento, porque ele ocorreu no momento da compra;
- É uma das razões que privilegiam o uso da consignação do OPME.

Caso faça estoque próprio, a prática é identificar os fornecedores desonestos e impedir que continuem atuando no hospital, promovendo seu descadastramento.

PACOTES

Como vimos, a forma de remuneração do SUS não exige grande detalhamento das contas: o valor definido para o procedimento inclui os insumos necessários para a sua realização, exceto alguns itens de grande variação que podem ser cobrados adicionalmente.

Na Saúde Suplementar os pacotes representam a similaridade em relação a essa prática do financiamento SUS, mas estão revestidos de viés que permite concluir serem só do interesse da operadora de planos de saúde, de fornecedores de OPME e de médicos – nunca são benéficos ao hospital, muito pelo contrário, na prática geralmente representam queda na rentabilidade.

Protocolo

Protocolo				
O que é	O que NÃO é	A que pode se referir	Serve para	Geralmente NÃO SERVE para
Forma padronizada que se pretende fazer algo (intensão)	A forma exata como as coisas são feitas (realidade)	Assistência ao paciente Acolhimento do paciente	Dotar o atendimento de qualidade Aferir se os cistos são compatíveis com a receita	Definir o preço de um produto

Para entender os pacotes é necessário primeiro entender alguns conceitos de atendimento e assistência aos pacientes: um deles é o conceito de Protocolo.

Protocolo significa uma intenção de realizar determinada atividade de modo padronizado, sempre da mesma forma. Mas isso não significa que na prática as coisas acontecerão dessa forma, apenas que existe uma padronização definida para que as coisas sejam feitas de uma determinada maneira.

Pode se referir à prática assistencial, ou seja, ao procedimento médico, da enfermagem, da fisioterapia etc., ou ao procedimento de retaguarda, ou seja, o administrativo, o das áreas técnicas etc.

Se todos os envolvidos realizarem suas atividades exatamente como o protocolo define, o processo estará dotado de qualidade, uma vez que o conceito de qualidade está associado fundamentalmente à capacidade de realizar o processo sempre da mesma maneira.

No entanto, o atendimento do paciente no hospital:

- Envolve uma infinidade de profissionais de formações diferentes:
  - Na área assistencial, médico, enfermagem, fisioterapia, nutrição etc.;
  - Na retaguarda, engenheiros, engenheiros clínicos, farmacêuticos etc.;
  - No acolhimento, administrativos e profissionais das áreas de higiene, segurança, lavanderia etc.;
- Não pode ser feito exatamente igual:

- Como em uma indústria que produz o mesmo produto sempre com as mesmas peças e sempre com o mesmo processo;
- Dependendo das características físicas do paciente, do seu quadro clínico, da sua característica emocional e da conjugação de outras patologias àquela que é a do foco do atendimento, o atendimento pode ter variações muito significativas.

Isso nos permite concluir que o protocolo pode servir para balizar (ou orientar) o atendimento, mas não para definir com exatidão o custo envolvido na sua realização para consequentemente definir um preço com exatidão baseado em uma margem de lucro preestabelecida.

Protocolo x (POPs e ROTs)

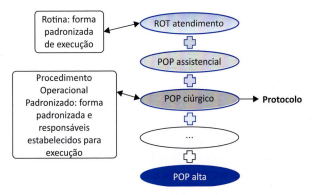

O protocolo de atendimento geralmente define um macroprocesso assistencial ou de acolhimento. Por exemplo:
- Protocolo de atendimento no Pronto-Socorro para paciente com queixa de dor abdominal;
- Protocolo de internação de pacientes de convênios.

O detalhamento do protocolo costuma ser a união de diversas rotinas (ROTs) e Procedimentos Operacionais Padronizados (POPs) definidos no sistema de qualidade, e que podem variar para o mesmo protocolo, dependendo de situações (ou parâmetros) específicos. Por exemplo, no protocolo de atendimento de paciente na unidade de internação:

- Utiliza-se a mesma rotina de admissão para todos;
- Mas utiliza-se o POP de paciente com deficiência motora ou o de paciente sem deficiência motora, dependendo do caso;
- E o processo de alta é feito sem POP predefinido.

O exposto nos permite concluir que o Protocolo, embora padronizado e aplicado no mesmo local, pode ter variações previstas e não previstas.

Pacote

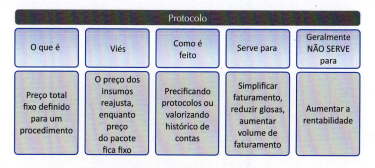

Pacote é um preço fixo definido para a realização de um determinado procedimento:
- Dentro de determinada condição, o preço cobrado é fixo, sem relação com o custo de realização;
- Se o custo é menor que o preço, lucro para o hospital; caso contrário, prejuízo para o hospital.

Pelo exposto até o momento, tem o viés de que os preços dos insumos são reajustados automaticamente pela atualização das tabelas de preços Brasíndice e Simpro, mas o preço do pacote não acompanha essa evolução, sendo renegociado geralmente a cada ano.

Na prática a precificação do pacote é feita ou com base na valorização dos protocolos associados, ou com base na análise de contas abertas retrospectivas:
- Nos dois casos existe viés:
  - O protocolo, como já visto, é uma carta de intenções e geralmente não tem relacionamento fidedigno com a realidade;

- O histórico de contas se refere sempre a uma mescla de atendimentos diferentes, e naturalmente vai representar uma média, o que pode significar que o preço definido a partir dele vai gerar lucro e causar prejuízo dependendo da realidade caso a caso.

Para o hospital serve apenas como instrumento para simplificar o processo de faturamento, reduzir glosas e aumentar o volume de atendimento, mas geralmente não aumenta a receita – o hospital adota pacotes sempre por pressão do mercado.

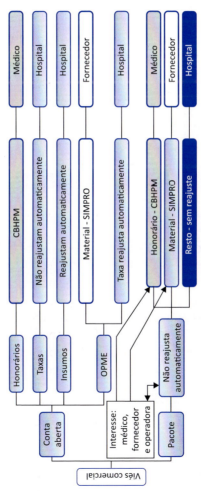

Comparando o fluxo de apresentação de contas abertas com o de apresentação de contas tipo pacote:
- Nas contas abertas o hospital, o médico e o fornecedor preservam a maior parte da sua receita em relação à inflação;
- Quando se define um pacote, que é um preço total, em geral se estabelece um valor para remunerar o médico e o fornecedor com base em parâmetros iguais ao das contas abertas, e o hospital fica com o ônus da falta de reajuste de preços dos insumos, ou seja, no caso de pacotes, praticamente todo o risco inflacionário que todos os envolvidos têm nas contas abertas é concentrado exclusivamente no hospital.

Concluímos assim que o pacote:
- Interessa para a operadora porque passa a trabalhar com preço fixo, eliminando qualquer tipo de risco na sua operação;
- Interessa para o médico e para o fornecedor de OPME, que preservam os preços que originam as suas remunerações, da mesma maneira que ocorre nas contas abertas;
- Não interessa para o hospital, que em quase 100% dos casos não consegue manter a mesma rentabilidade das contas abertas.

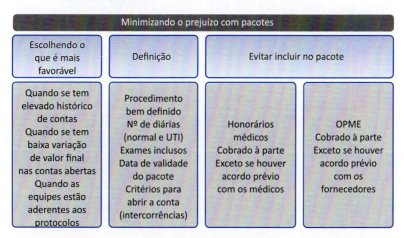

Escolhendo o que é mais favorável	Definição	Evitar incluir no pacote	
Quando se tem elevado histórico de contas Quando se tem baixa variação de valor final nas contas abertas Quando as equipes estão aderentes aos protocolos	Procedimento bem definido Nº de diárias (normal e UTI) Exames inclusos Data de validade do pacote Critérios para abrir a conta (intercorrências)	Honorários médicos Cobrado à parte Exceto se houver acordo prévio com os médicos	OPME Cobrado à parte Exceto se houver acordo prévio com os fornecedores

Para minimizar o prejuízo com os pacotes, a Gestão Comercial Hospitalar adota práticas consagradas:

- Escolher o que é mais favorável:
  - Quando existe um histórico de contas com volume adequado para estratificar os dados e viabilizar a análise:
    - Não basta um grande volume de contas – é necessário um grande volume de contas:
      - Com baixa variação de valor final;
      - Com alta concentração em relação a cada operadora em que o pacote será fechado, o que preserva a mesma base de preços;
- Quando as equipes assistenciais, especialmente o médico cirurgião responsável, aderem ao protocolo correspondente;
- Definir parâmetros de proteção:
  - Procedimento bem definido, sem margem a interpretação dúbia;
  - Estabelecer número de diárias que compõem o pacote, de cada tipo de unidade de internação;
  - Estabelecer o que está incluso e o que não está, especialmente exames que têm repasse médico associado;
- Estabelecer data de validade, que é a data a partir da qual o pacote não tem mais validade, ou seja, não é a data em que hospital e operadora vão discutir novo preço, é a data em que o pacote se extingue, e se houver interesse as partes vão definir um novo pacote;
- Estabelecer critérios claros para abrir a conta, ou seja, de identificação dos casos em que o pacote não é válido e a conta será apresentada de maneira aberta.

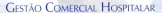

Capítulo 4

Gestão Estratégica

Não existe modo mais eficiente de saber o que acontece no hospital do que analisar as informações geradas na gestão comercial, de faturamento e de auditoria.

Tudo que se faz no hospital tem algum reflexo direto ou indireto na receita e nos custos, e o resultado do faturamento (a receita) é que viabiliza o hospital. Realizar a gestão comercial, de faturamento e de auditoria de contas de maneira adequada viabiliza análises estratégicas precisas, permite ao administrador analisar tendências e oferece a possibilidade de avaliar a produção e a produtividade das áreas assistenciais e de apoio assistencial, identificando se a gestão compartilhada está sendo feita de modo eficiente, eficaz e efetivo.

BASE DE DADOS PARA GESTÃO ESTRATÉGICA

Uma das principais métricas da gestão é basear o planejamento e as ações em dados, procurando eliminar ao máximo a subjetividade das análises. Os objetivos que norteiam o hospital no planejamento estratégico, e que alinham os processos nos planos tático e operacional, são adequadamente definidos quando se baseiam em informações históricas adequadamente estruturadas, e nas tendências que essas informações produzem quando aplicadas as técnicas estatísticas.

A gestão estratégica hospitalar, como em qualquer tipo de empresa, necessita de uma base de dados que consolide as principais informações e eventos da prática assistencial, e do consequente reflexo dessa prática no ambiente de negócios em que o hospital se insere: os sistemas de financiamento SUS e da Saúde Suplementar.

Podemos definir uma estrutura básica dessa base de dados que atenda fundamentalmente as principais análises que são realizadas na gestão hospitalar:
- Essa estrutura básica pode variar de um hospital para outro, especialmente se atua nos dois sistemas de financiamento (SUS e Saúde Suplementar) ou não, se é um hospital geral ou especializado e assim por diante;
- Na maioria dos casos a análise do que é discutido neste capítulo levará à conclusão de que a estrutura apresentada é maior do que a necessidade do caso específico – em raríssimos casos poderá haver a conclusão de que falta algo na estrutura apresentada.

BI – Business Intelligence

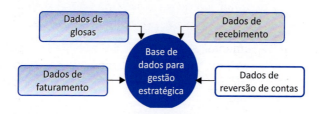

Existe um conceito utilizado no estudo da tecnologia da informação chamado de BI (Business Intelligence).

Esse conceito parte do pressuposto de que nenhum sistema isoladamente possui todas as informações de que a gestão empresarial necessita:
- Nas empresas:
  - Os principais processos corporativos são controlados por um sistema, chamado ERP (Enterprise Resource Planning), ou por dois sistemas integrados, um que se presta ao controle dos processos da atividade fim (chamado

front office) e outro que se presta ao controle dos processos de retaguarda (chamado *back office*);

- Mas existe uma infinidade de outros sistemas que controlam processos específicos, chamados departamentais;
- Nos hospitais não é diferente:
  - Os processos fundamentais são controlados pelo HIS (Hospital Information System), que em algumas situações, especialmente nos grandes hospitais, não atende adequadamente os processos de retaguarda e funciona integrado com um outro sistema de *back office*;
  - E existe uma infinidade de sistemas que controlam as mais diversas áreas especializadas assistências e de retaguarda, por exemplo:
    - Controle interno do laboratório, ou LIS (Laboratory Information System);
    - Controle interno do serviço de nutrição e dietética (produção e dispensação);
    - Controle de repasse de produtividade para profissionais assistenciais.

O conceito de BI se resume à criação de uma base de dados que consolida as informações de que a gestão necessita e que estão espalhadas nos mais diversos sistemas, viabilizando as análises que necessitam mesclar as informações deles.

Existem ferramentas de mercado desenvolvidas especificamente para isso, mas a maioria dos hospitais que fazem uso de BI, e isso não é demérito algum, utiliza o próprio Microsoft Excel®, utilizando seus recursos de modo profissional, em alguns casos utilizando sistemas gerenciadores de banco de dados de pequeno porte, de uso livre e gratuito. Mesmo nessa maneira mais rudimentar de estruturação do BI, com o uso de planilhas sem muitos recursos profissionais, a gestão estratégica pode ser viabilizada satisfatoriamente.

Como a maioria dos hospitais adquire sistemas de terceiros e não os desenvolve internamente, o BI só se viabiliza quando a gestão insere como premissa de contratação de fornecedores de sistemas a obrigatoriedade de:

- Fornecer as informações de que o hospital necessita para estruturar sua própria base de dados de BI;

- Ou permitir que o hospital faça consultas à sua base de dados (consulta e não atualização) de modo a extrair as informações de que necessita, no formato de que necessita para a alimentação da sua base de dados de BI.

Essa premissa não traz qualquer tipo de inconveniente técnico ao fornecedor. O que pode acontecer, e geralmente acontece, é o fornecedor de TI querer aproveitar a oportunidade para fornecer, além do seu sistema, também o serviço de estruturação do BI:

- Não existe nada de ruim nisso caso ele não esteja saindo do seu foco de negócio, porque BI pressupõe que a gestão não sabe exatamente de que tipo de relatório vai necessitar, até o momento em que necessite;
- Se o foco do fornecedor não é BI, vai tentar vender serviço de desenvolvimento, partindo da premissa de que os relatórios são predefinidos e a cada nova necessidade associa ao desenvolvimento específico ... e isso é serviço de desenvolvimento de sistema e não de fornecimento de BI.

Informações do BI

Faturamento, Auditoria de Contas e Comercial Hospitalar
Base de Dados para Gestão Estratégica

Informação	Significado
Código do Paciente	Código único do paciente no hospital
Nome do Paciente	Nome completo do paciente
Data de Nascimento	Data de nascimento completa do paciente
Sexo	Sexo do paciente
Nacionalidade	País de nacionalidade
Residência	Cidade de residência
Tipo de Atendimento	Internação/Pronto-Socorro/Ambulatório/SADT

Continua

Continuação

Informação	Significado
Código de Atendimento	Código de atendimento
Origem do Atendimento	Espontânea/Transferência de outro serviço/judicial/Referenciado de outro serviço
Outro Serviço	Identificação do Serviços de Origem, quando aplicável
Data Internação/Atendimento	Data da internação ou do atendimento no pronto-socorro, ambulatório ou SADT
Data da Alta	Data da alta
CID	Número do CID (Código Internacional de Doenças) principal
Número da Conta	Número da conta
Provedor	SUS/Operadora/Particular
Plano/Tipo de Financiamento	Plano no caso de operadora/tipo de financiamento no caso do SUS
Data Formação	Data da formação da conta (conta gorda)
Data Liberação	Data da liberação da conta para apresentação à auditoria local
Cata Capeante	Data da formalização do capeante
Valor Ajustado no Capeante	Valor acrescido ou reduzido na auditoria local
Motivo do Ajuste no Capeante	Motivo
Auditor Interno	Identificação do auditor interno
Auditor Externo	Identificação do auditor externo
Data da Remessa	Data da remessa da conta ao provedor ou da apresentação ao paciente particular
Faturista	Identificação do faturista da conta

Continua

Continuação

Informação	Significado
Área Requisitante	Área hospitalar que originou o pedido/consumo
Área Executante	Área hospitalar que realizou a entrega do produto/serviço
Grupo do Item	Grupo do item faturado
Código do Item	Código do item faturado – TUSS ou TISS na Saúde Suplementar, ou SIGTAP ou SUS
Descrição do Item	Descrição do item na data do faturamento
Código do Profissional	Código do profissional executante (CRM, CRO etc.)
Nome do Profissional	Nome do profissional executante
Quantidade	Quantidade faturada do item
Valor Total	Valor total do item
Data da Glosa	Data da apresentação da glosa
Valor da Glosa	Valor da glosa
Motivo da Glosa	Motivo da Glosa
Data do Recebimento	Data do recebimento no provedor original
Valor Negociado/Desconto	Valor reduzido por negociação ou desconto
Valor do Recebimento	Valor do recebimento no provedor original
Data da Reversão	Data da reversão do provedor para o paciente particular
Valor da Reversão	Valor da reversão do provedor original para o paciente particular

Continua

Continuação

Informação	Significado
Data do Registro da Perda	Data do registro da perda do provedor para o paciente particular
Valor da Perda	Valor da perda do provedor para o paciente particular

A tabela acima ilustra as informações básicas que a base de dados de BI deve possuir. Com elas é possível realizar análise da totalidade daquilo que é mais importante na gestão hospitalar:
- Análise Geral (do hospital como um todo) e/ou por Tipo de Atendimento e/ou por Provedor e/ou por Serviço Hospitalar e/ou por Profissional Multidisciplinar
- Estratificando Produção (volume e receita) e/ou Produtividade (volume ou receita por serviço e/ou profissional multidisciplinar);
- Avaliando o Perfil por Provedor e/ou por Produto;
- Considerando Receita e Volume Gerado, Faturado, Recebido, Glosado e Revertido.

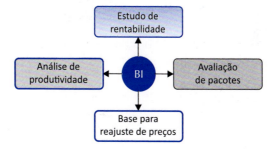

PRODUÇÃO E PRODUTIVIDADE

Essa estrutura de base de dados apresentada viabiliza uma infinidade de análises. Vamos apresentar aqui algumas delas, as mais utilizadas na gestão hospitalar no Brasil, também com o intuito de demonstrar o potencial que a gestão comercial oferece para o planejamento estratégico.

Controle do Tempo

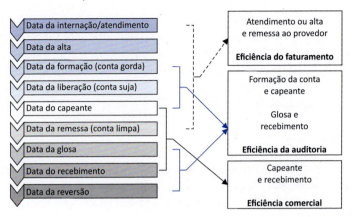

Como "tempo é dinheiro", na gestão estratégica comercial hospitalar o tempo é fator crítico quando analisado por diversos "ângulos de visão". Vamos citar somente alguns:
- Como vimos, tanto no SUS quanto na Saúde Suplementar a conta tem um prazo para ser remetida. No caso do SUS, perder o prazo invariavelmente significa perder totalmente a receita. Na Saúde Suplementar existe chance de negociação quando se perde o prazo, mas isso geralmente está associado a um desconto, como forma de multa, ou seja, perda parcial de receita;
- Quando maior o tempo de remessa, maior o tempo de recebimento, e consequentemente existe "perda inflacionária" associada;
- E, como vimos, é prática do mercado só repassar os honorários médicos e o pagamento do fornecedor de OPME após a confirmação do recebimento. Quanto maior o tempo, maior o estresse do relacionamento com esses importantes parceiros hospitalares.

A Base de Dados Estratégica deve permitir aos gestores a análise dos tempos médios que permitem atuar no processo, ou eventualmente intervir junto aos gestores envolvidos, no sentido de manter os prazos sob controle. Por exemplo:
- O tempo médio entre a data de internação/atendimento e a data de remessa mede a eficiência do processo e do De-

partamento de Faturamento Hospitalar, responsável por instruir o macroprocesso de formação das contas;
- O tempo médio entre a data da formação da conta (conta gorda) e a data de formalização do Capeante mede a eficiência da Auditoria Pré-Remessa;
- O tempo médio entre a data do capeante e a data do recebimento mede a eficiência da Área Comercial em cada provedor, uma vez que esse tempo depende minimamente dos processos hospitalares e maximamente do disposto nos contratos;
- O tempo médio entre a Data da Glosa e a Data de Recebimento ou Reversão mede a eficiência da Auditoria Pós-Remessa.

A melhor prática de mercado costuma ser a análise conjunta, em comitê ou comissão "multidepartamental", para avaliar as eventuais razões de alongamento de prazos e/ou propor ajustes em processos e contratos para diminuir os prazos.

Seguem algumas ilustrações de análises muito comuns sobre o tema:

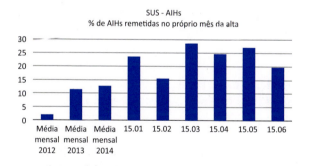

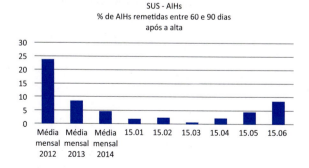

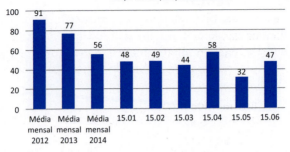

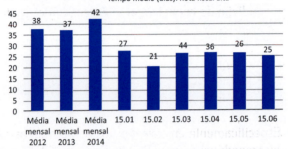

Dois dos gráficos se referem ao prazo de remessa de contas no SUS:
- Um deles demonstra o porcentual de contas de internação (AIHs) que são remetidas no mesmo mês da alta do paciente:
  - Evidentemente o ideal seria 100%, mas isso é impossível porque as altas que ocorrem próximas do final do mês naturalmente vão "escorregar" para o mês seguinte;
  - A análise tem foco em acompanhar se o porcentual cai, e quando isso eventualmente acontece identificar a razão e avaliar se existe algo que se possa ajustar no processo ou não. Por exemplo: no Brasil existe a prática de "emendar" feriados que ocorrem na terça-feira e na quinta-feira, quando o departamento de faturamento ou não funciona, ou trabalha em regime de plantão – mas as altas continuam ocorrendo naturalmente, independentemente do feriado ou da "emenda";

Gestão Estratégica

- O outro gráfico demonstra o porcentual de contas de internação (AIHs) que são remetidas no último mês possível de remessa, ou seja, "à beira" do limite que define a perda da receita:
  - Nesse caso, o ideal seria 0%, mas na prática isso também é impossível porque sempre existe um determinado volume de contas em que se encontram problemas de formalização, codificação, compatibilidade ou outra regra que exige intervenção especial, atrasando o tempo padrão de remessa;
  - A análise tem foco em acompanhar se o porcentual sobe, e quando isso acontece avaliar se houve alguma condição de exceção, ou se é necessário ajustar algo no processo.

Os outros gráficos exemplificam o mesmo tipo de análise na Saúde Suplementar, ilustrando que essa medição é feita tanto nas contas de internação quanto nas contas de atendimentos externos:
- Especificamente em relação aos atendimentos externos, é recomendável separar Pronto-Socorro, SADT e Ambulatório, porque os processos de formação das contas envolvem áreas muito distintas e a média pode mascarar uma determinada falha em um deles;
- Dependendo do caso, vale muito a pena desmembrar inclusive o próprio SADT (RX, Ressonância, Tomografia etc.) e o Ambulatório (Especialidades) quando se identifica que os processos dentro deles não são tão homogêneos a ponto de se poder unificá-los.

Controle dos Volumes

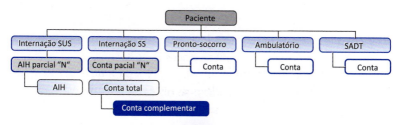

A figura anterior ilustra a relação entre pacientes, atendimentos e as contas hospitalares:

- Um paciente pode gerar mais de um atendimento:
  - Pode vir ao Pronto-Socorro (atendimento em pronto--socorro) e evoluir para uma internação;
  - Pode vir ao Ambulatório (atendimento ambulatorial) e realizar exames (atendimento de SADT);
- Um atendimento pode gerar mais de uma conta:
  - Nas internações, como vimos, é prática tanto no SUS quanto na Saúde Suplementar a existência de mais de uma conta por atendimento (contas parciais);
  - O atendimento em SADT pode se referenciar a uma série de terapias (sessões), e cada sessão pode representar uma conta.

A gestão estratégica deve observar não só o volume pacientes, atendimentos e contas, mas também a relação entre esses volumes:

- Primeiro porque uma eventual variação (anormalidade) pode apontar erros de processos que impedem a geração do volume adequado de contas, com consequente perda de receita;
- E também porque essa relação define um dos aspectos do perfil dos clientes, que deve ser levado em conta quando entram em foco temas como fidelização e pacotes, por exemplo.

É importantíssimo sempre considerar o viés de que as contas não são sempre fechadas no mesmo mês do atendimento, como vimos:

- Analisar o mês serve como referência, mas é fundamental analisar períodos de tempo maiores para que ao longo do tempo esse viés seja eliminado pela compensação;
- A falta em um mês é acréscimo no mês seguinte, e em períodos maiores de análise o viés é desprezível.

Nos gráficos a seguir, podem-se observar algumas ilustrações que são práticas de mercado nesse tema.

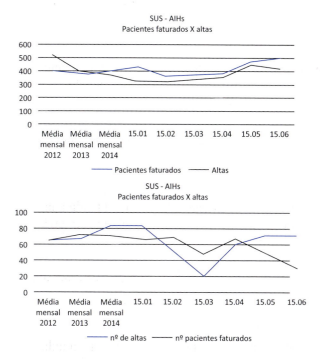

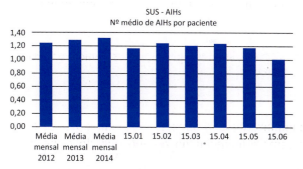

Os gráficos de linhas ilustram a comparação entre as altas e os pacientes faturados. Vale reforçar o conceito de que pacientes faturados não representa o número de contas: um mesmo atendimento do paciente pode gerar diversas contas. O exemplo ilustra um grande problema no processo de faturamento em um determinado mês.

O gráfico de barras demonstra o número médio de AIHs (contas) por paciente faturado. O exemplo demonstra que nesse caso para cada atendimento de paciente nesse hospital gera-se em média 1,2 conta, e nos últimos meses houve uma retração que necessita ser avaliada.

Produtividade do Faturamento

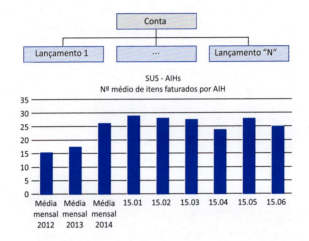

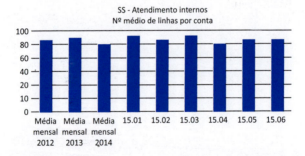

Da mesma maneira como se analisa, por exemplo, a produtividade da Radiologia Geral dividindo-se o número de exames por tempo de funcionamento, o Departamento de Faturamento pode ter como um parâmetro importante de avaliação de produtividade o número médio de itens lançados por conta:

• Raramente existem regras comerciais ou variações de condutas assistenciais tão significativas de um mês para outro

a ponto de essa média apresentar oscilações importantes;
- Ao analisar o indicador, as variações podem significar mudanças em processos ou parâmetros de sistemas que podem representar perda de receita.

A figura anterior, que mostra o número médio de itens faturados por AIH, é um caso real:
- As três primeiras barras são médias dos anos anteriores, e as demais são os meses do ano corrente;
- Pelo exemplo é possível verificar que o Departamento de Faturamento desse hospital duplicou a média de lançamentos entre o primeiro dado e os mais recentes da série, e isso resultou em um aumento significativo da receita.

Evolução do Volume de Atendimento e do Faturamento

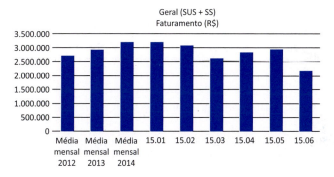

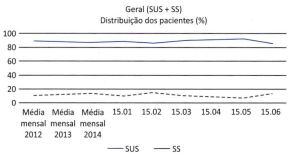

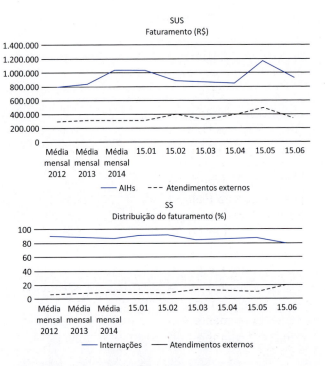

Os gráficos anteriores ilustram as práticas mais comuns da gestão do faturamento hospitalar. São dados reais de um Hospital Público de Porta 2:
- A evolução do faturamento propriamente dita, que é a tabulação do valor faturado:
  - Nesse hospital, esse valor é estratificado entre SUS e Saúde Suplementar, e dentro da Saúde Suplementar para cada Operadora;
  - Eles demonstram que esse hospital cumpre a determinação legal de atender no máximo 20% de pacientes na Saúde Suplementar;
- Os gráficos estratificam também, dentro do SUS e da Saúde Suplementar, os atendimentos de internação dos demais:
  - Essa estratificação é fundamental, como vimos, porque a rentabilidade hospitalar tem foco na alta complexidade (internações).

RENTABILIDADE COMERCIAL

Dentre todas as análises estratégicas fundamentais, as menos praticadas são as de rentabilidade comercial, por motivos muito peculiares:
- Na realidade SUS, em que boa parte do financiamento abandona critérios técnicos, fazendo muitos hospitais serem ressarcidos com critérios políticos, a rentabilidade comercial perde importância, porque a produtividade não é parâmetro;
- Na Saúde Suplementar, as análises exigem estratificação por Operadora-Plano, e como cada hospital possui centenas de contratos, que se desmembram em milhares de combinações Operadora-Planos, não é raro que a área comercial não tenha competência técnica e/ou operacional para produzir e analisar os indicadores:
    - Isso é o "paraíso" para as operadoras, que negociam com hospitais despreparados para negociar;
    - E evidentemente é o "inferno" para os hospitais, que desperdiçam a oportunidade de aumentar sua rentabilidade.

OPME

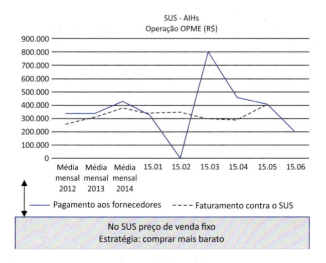

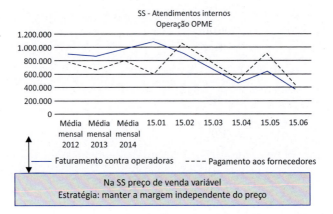

Um aspecto importante se refere ao OPME (Órteses, Próteses e Materiais Especiais), que, como vimos, na prática, significa material de alto custo.

No SUS, o preço de venda segue a Tabela SIGTAP, portanto é fixo:
- Para manter sua rentabilidade, o hospital deve comprar pelo menor preço possível;
- Nesse sistema, nem sempre é possível vincular o pagamento do fornecedor ao encaixe do faturamento, especialmente quando o hospital é público e faz licitação para compra e não consegue prazo longo de pagamento. Nesse caso, inclusive, o pagamento ocorre antes do faturamento, muito antes do repasse do SUS, trazendo reflexo negativo no fluxo de caixa.

Na Saúde Suplementar, o preço de venda é variável:
- Como vimos, o hospital geralmente repassa o valor do OPME ao fornecedor e aplica uma taxa a título de manipulação, que é a sua margem de comercialização;
- Como vimos também, existe um mercado específico desse tipo de produto no Brasil, que é alvo de atenção prioritária das operadoras no sentido de reduzir custos;
- Nesse cenário, a melhor prática hospitalar é não atuar

como agente regulador do mercado, apenas se limitando a comprar pela melhor oferta, mas avaliando se a sua margem está sendo comprometida, e nesse caso renegociar com as operadoras;
- Vimos também que é prática na Saúde Suplementar pagar o fornecedor somente após a efetivação do recebimento pelo provedor – essa prática evita reflexos negativos no fluxo de caixa hospitalar.

Nos Hospitais Públicos de Porta 2, acontece uma situação muito peculiar:
- É sabido que a Porta 2 existe nos hospitais públicos para viabilizar sua existência – a própria vocação de atender pelo sistema SUS;
- A receita obtida na Porta 2 acaba viabilizando a utilização de OPME que o SUS não paga, nos atendimentos SUS, o que é um fator extremamente positivo:
  - Alguns procedimentos que não seriam realizados no SUS porque não existe previsão de ressarcimento de determinado OPME, que acaba se viabilizando pelo financiamento obtido pelo hospital na Porta 2.
- O peculiar da situação é que o prejuízo que o Hospital Público de Porta 2 tem com OPME no SUS é compensado pelo lucro que ele tem na Saúde Suplementar. Esse fato é vulgarmente chamado por alguns de "Efeito Robin Hood"!

Ticket Médio

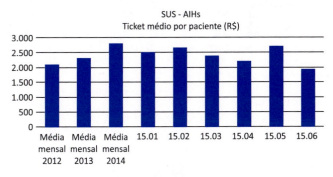

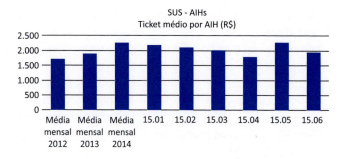

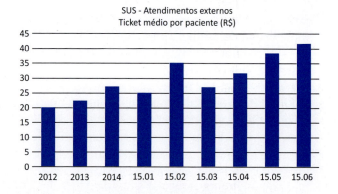

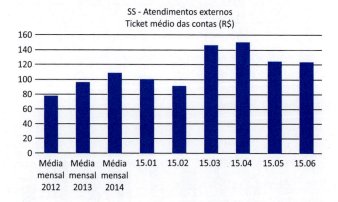

Em qualquer tipo de negócio, seja um pequeno comércio, seja uma grande indústria, o ticket médio é o indicador mais significativo da gestão comercial – e em hospitais não poderia ser diferente:

• Para um mesmo valor faturado, quanto menos atendimentos forem feitos, maior o ticket médio e menor o custo variável envolvido;

- Portanto, quanto maior o ticket médio, maior a rentabilidade.

Os gráficos das páginas anteriores ilustram situações reais de um Hospital Público com Porta 2:

- Nota-se que o ticket médio das contas de pacientes externos no SUS varia entre 1/5 e 1/3 do valor das contas na Saúde Suplementar, para a mesma especialidade – só essa análise já é suficiente para avaliar o quanto a Tabela SIGTAP está defasada;
- No entanto, nota-se uma evolução muito maior no valor do ticket médio em três anos do que o índice de inflação, o que indica que a eficiência do Departamento de Faturamento desse hospital evoluiu significativamente no processo de formação das contas.

Muito importante a notar é que o ticket médio nunca deve ser analisado de modo isolado e pontual:

- Se existe um trabalho de aumentar a média de contas por paciente, encaixando mais contas parciais e reduzindo assim o prazo de recebimento:
  - Cresce o número de contas, mas mantém o volume de atendimento:
    - Reduz o ticket médio por conta;
    - Mas o ticket médio por atendimento pode se manter ou aumentar;
  - Portanto, analisando os dois indicadores (por atendimento e por conta) é possível concluir que apesar da queda de um deles pode não ter havido prejuízo para o hospital;

Os indicadores demonstrados são importantes na análise de tendência, mas trazem o viés de mesclar contas muito diferentes: especialidades e receitas diferentes. Por exemplo, mesclar contas de internação a contas ambulatoriais significa extrair médias de um alto volume de contas com valor insignificante e um baixo volume de contas com valor exorbitante:

- Esse ticket médio mascara a análise de variação do ticket

nas contas ambulatoriais, que, diluídas em valores muito maiores, acabam não sendo identificadas adequadamente;
- Portanto, é recomendável estratificar a análise para eliminar o viés.

Os tickets gerais são importantíssimos para avaliar a tendência geral da rentabilidade do hospital, mas esse tipo de viés deve ser considerado e a gestão estratégica deve aprofundar a análise estratificando o cálculo ao nível de detalhe que permita definir ações de melhoria, maximizando a receita.

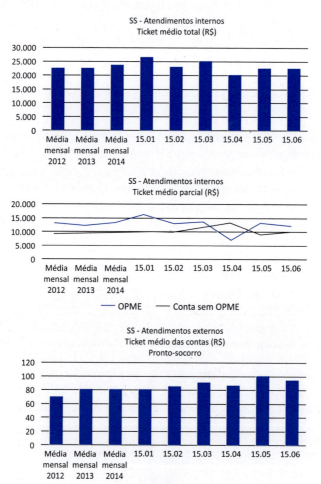

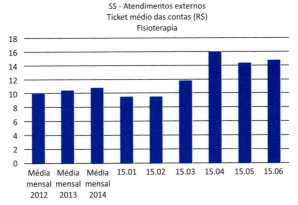

Os gráficos acima ilustram que a análise adequada do ticket médio geral pode ser aprofundada de modo a identificar os componentes do ticket médio geral, e trabalhar a origem da receita de modo a definir ações para melhorar o resultado. Por exemplo:

- Analisar separadamente o ticket médio das Internações, Atendimentos de Pronto-Socorro, SADT e Ambulatório, avaliando a evolução de cada um deles e procurando identificar onde existe oportunidade de melhoria e/ou onde pode estar havendo algum fator que o esteja diminuindo;
- Separar nas contas de internação o ticket médio referente aos Honorários, OPME e restante, avaliando a receita de acordo com o seu destino, e identificar de maneira mais objetiva a evolução de cada um desses componentes;
- Avaliar o ticket médio de cada serviço hospitalar. Por exemplo: o da fisioterapia, e instruir junto com a própria área de origem os fatores que podem aumentar o ticket médio do serviço.

A experiência mostra que o ticket médio é o indicador que qualquer área entende, e naturalmente se dispõe a melhorar quando possível.

Provedores

Uma peculiaridade fundamental da gestão hospitalar é a necessidade da gestão dos provedores, feita com a mesma importância com que se faz a gestão dos clientes:

- Como discutido, a gestão comercial hospitalar é diferente da gestão comercial da maioria das empresas porque o conceito de cliente é diferente: o paciente é o cliente em última instância, mas se não existe acordo (contrato) com determinado provedor os seus beneficiários (aqueles pacientes) não vão utilizar os serviços do hospital;
  - Adicionalmente, o mesmo provedor dispõe de preços diferentes dependendo do tipo de financiamento (SUS) ou dos planos. Isso exige que o hospital desenvolva formas de maximizar os atendimentos para aquele provedor, nas linhas de preços mais vantajosas;
  - Também foi discutida a necessidade de a gestão comercial hospitalar considerar o médico um tipo de cliente, porque ele contribui de modo decisivo para captar e fidelizar os clientes.

TIPO DE FINANCIAMENTO SUS

Distribuição do faturamento SUS por tipo de financiamento

			Jan	Fev	Mar	Abr	Mai	Jun	TOT	%s/ TOT
FAEC	Nº itens	AIH	7	267	280	38	43	2	637	0,3
		AMB	36	64	25	134	111	108	478	0,2
	Valor	AIH	11.17	12.417	14.900	10.371	13.682	2.904	65.444	0,8
		AMB	3.592		2.487	13.406	10.888	10.724	47.366	0,3
MAC	Nº itens	AIH	13.758	10.918	10.863	10.071	13.553	11.478	70.641	28,6
		AMB	29.420	23.953	26.812	28.477	31.135	30.080	169.877	68,7
	Valor	AIH	918.680	808.845	790.756	713.891	1.064.641	838.711	5.135.525	63,5
		AMB	298.763	361.912	320.256	383.231	475.622	337.780	2.177.564	26,9
MUT	Nº itens	AIH	937	571	531	789	895	781	4.504	1,8
		AMB	0	0	0	0	0	0	0	0,0
	Valor	AIH	119.345	77.438	79.995	140.950	124.874	114.603	657.206	8,1
		AMB	0	0	0	0	0	0	0	0,0
PAB	Nº itens	AIH	0	0	0	0	0	0	0	0,0
		AMB	143	141	139	111	211	247	992	0,4
	Valor	AIH	0	0	0	0	0	0	0	0,0
		AMB	0	0	0	0	0	0	0	0,0
Total	Nº itens		44.301	35.914	38.650	39.620	45.948	42.696	247.129	
	Valor			1.351.550	1.266.881	1.208.395	1.261.849	1.689.708	1.304.722	8.083.104	

Como vimos, no SUS os preços são únicos, definidos na Tabela SIGTAP, mas o sistema de saúde pública, em todas as suas instâncias, prioriza ações de prevenção e atenção da saúde para suprir necessidades urgentes ou grandes demandas reprimidas. Essa priorização se materializa com incentivo financeiro maior para as ações que os serviços de saúde venham a realizar que possam contribuir para atender essas necessidades. Na prática o SUS muda o parâmetro de tipo de financiamento na Tabela SIGTAP de modo a remunerar o procedimento de maneira diferente se ele for realizado nas condições de que ele necessita. Essa mudança de parâmetro pode ser, por exemplo:

- Passar a remunerar um procedimento que era exclusivo nas internações também nos atendimentos ambulatoriais;
- Permitir a cobrança adicional de algum item que originalmente estava incluso no preço do procedimento.

A mudança de parâmetro mais significativa em relação aos preços é definir formas de incentivo em massa por meio de mutirões. Nesses casos o SUS define incrementos de preços que muitas vezes dobram o preço pago. Por exemplo:

- Quando o SUS identifica nas suas estatísticas que existe uma grande demanda reprimida de cirurgias de catarata em uma determinada região geográfica, define, por meio de portaria, que esse procedimento será remunerado em dobro naquela região.

Associado ao fato de que a Tabela SIGTAP também vai sendo atualizada com as novidades tecnológicas, novos procedimentos, novos OPMEs e correções em definições sobre relacionamentos e compatibilidades, fica evidente a necessidade de o hospital aferir as atualizações da tabela, ajustando seus processos, kits de cobrança e plano assistenciais de modo a aproveitar oportunidades e maximizar a receita.

No próprio site do Datasus é possível identificar de maneira muito simples as atualizações da tabela, que geralmente estão identificadas por períodos de publicação que correspondem ao que se denomina competência.

Isso reforça o fato de que o hospital que não faz a gestão

adequada do SUS reclama sistematicamente do preço da tabela e não sabe aproveitar as maneiras de reduzir o problema causado pela ausência de reajuste dos preços.

OPERADORAS NA SAÚDE SUPLEMENTAR

Distribuição do faturamento na saúde suplementar por convênio (2015)

	Ambulatório			Internação						Total		
	Nº Ctas	Fat	TM	Nº Ctas	Fat	Fat OPME	TM Cta	TM OPME	% OPME	Nº Ctas	Fat	% Fat
EMOG	131	7.218	55	7	255.379	92.197	36.483	13.171	36	138	262.597	3
CEBESP	485	33.688	69	10	256.220	47.724	25.622	4.772	19	495	289.908	3
CESE PGUS	118	3.837	33	4	61.473	21.818	15.368	5.454	35	122	65.309	1
CESSO	663	51.383	78	13	584.181	217.927	44.937	16.764	37	676	635.563	7
CEK	163	7.932	49	3	37.415	19.667	12.472	6.556	53	166	45.347	1
CEKESB	166	19.342	117	1	12.492	6.900	12.492	6.900	55	167	31.833	0
CHEH	299	13.676	46	3	92.150	60.041	30.717	20.014	65	302	105.825	1
COSSEOOS	344	20.728	60	7	152.496	109.512	21.785	15.645	72	351	173.224	2
ECOHOMUS	388	19.741	51	8	167.963	37.973	20.995	4.747	23	396	187.704	2
FUHCEF	373	22.039	59	5	161.614	65.042	32.323	13.008	40	378	183.652	2
FUHJECEO CESP	434	26.285	61	8	118.073	58.450	14.759	7.306	50	442	144.358	2
MEJOEG SEUJE	267	14.779	55	5	101.098	63.004	20.220	12.601	62	272	115.877	1
MEJOSESVOCE	689	31.990	46	15	604.530	432.520	40.302	28.835	72	704	636.519	7
MEKSUS	181	16.773	93	2	45.066	28.750	22.533	14.375	64	183	61.839	1
JOKSE JEME	715	44.650	62	9	172.889	103.220	19.210	11.469	60	724	217.539	3
POSKO SEGUSO	1.014	48.686	48	18	258.370	53.793	14.354	2.988	21	1.032	307.056	4
SEUJE BSEJESCO	4.209	214.742	51	97	2.267.802	1.437.996	23.379	14.825	63	4.306	2.482.544	29
SUG EMESOCE	2.700	160.669	60	65	1.516.547	915.062	23.331	14.078	60	2.765	1.677.216	19
UHOMEJ	951	49.588	52	9	139.657	59.260	15.551	6.584	42	960	189.545	2
USOMOHES	30	1.257	42	1	50.769	29.849	50.769	29.849	59	31	52.026	1

A tabela acima ilustra a análise mais importante que se faz das operadoras de planos de saúde na gestão comercial hospitalar.

Se entendemos que a rentabilidade hospitalar se baseia no atendimento de alta complexidade, e os atendimentos externos (pronto-socorro, ambulatório e SADT) são praticados como porta de entrada para a internação:

- Os provedores que geram muitos atendimentos externos e raros atendimentos de internação não contribuem para a rentabilidade e são considerados de baixo interesse comercial;
- Especificamente os que geram elevadíssimo volume de

atendimento externos e raras internações representam inclusive prejuízo evidente.

Essa análise é fundamental para instruir a gestão comercial estratégica:

- As operadoras que geram alto volume de atendimentos externos e baixo volume de internações devem ser analisadas sob alguns aspectos:
  - Pode ser que o hospital esteja assumindo a cobertura ambulatorial da operadora por falta de estrutura própria dela:
    - Esse fato é comum no caso de operadoras regionais, com pequeno volume de beneficiários, especialmente fundos de pensão de prefeituras ou autogestão de empresa privada;
    - O volume de internação é baixo porque o número de beneficiários é baixo, e a ação comercial associada se resume em manter o provedor fidelizado;
- Mas pode ser que a operadora utilize o atendimento ambulatorial de excelência do hospital, mas quando existe a demanda de internação ela direciona a cobertura para sua rede própria ou para hospitais que praticam preços menores:
  - Nesse caso a ação comercial deve dar foco na eliminação desse cenário:
    - Eventualmente renegociar o contrato de modo a ajustar as condições comerciais a fim de que passem a favorecer a internação no próprio hospital;
    - Eventualmente cancelar o contrato se o prejuízo com os atendimentos de pacientes externos não puder ser compensado com o volume de internação correspondente.

A habilidade do gestor comercial é medida pela maneira como ele aborda as operadoras e ajusta os contratos de modo a aumentar o volume geral de atendimentos, mantendo uma boa relação entre o volume de atendimentos internos e externos.

Nesse tipo de aspecto o que se faz em hospitais é a mesma coisa que se faz em qualquer tipo de empresa:

- Pode-se praticar preços menores para provedores que geram maior volume de atendimento de internação, reduzindo a rentabilidade por atendimento, mas aumentando a rentabilidade geral;
- Deve-se direcionar a oferta de serviços aos clientes que geram maior rentabilidade e eliminar a oferta aos que geram prejuízo.

Médicos

Os médicos são considerados clientes e parceiros comerciais do hospital: eles trazem pacientes, fidelizam pacientes, desenvolvem produtos e sinalizam se a gestão dos preços do hospital está compatível com as práticas do mercado. Algumas ações comerciais são fundamentais no sentido de manter o relacionamento com eles o mais favorável possível. É importantíssimo manter em ambiente restrito as tabulações e análises comentadas neste capítulo:divulgar essas informações para todos os médicos e outras pessoas pode ser extremamente danoso no relacionamento com os médicos.

ESTATÍSTICA DE CIRURGIAS

Estatística dos procedimentos – SS – 2014
Ranking por procedimento

Cód. TUSS	Descrição	Quantidade de contas	Q. de lançamentos	Valor HM
30724058	Artroplastia (qualquer técnica ou versão de quadril) – tratamento cirúrgico	46	157	131.091,02
30726034	Artroplastia total de joelho com implantes – tratamento cirúrgico	46	165	104.210,93
30710022	Fios, pinos, parafusos ou hastes metálicas intraósseas	42	123	11.369,74

Continua

Continuação

Cód. TUSS	Descrição	Quantidade de contas	Q. de lançamentos	Valor HM
30715024	Artrodese de coluna via anterior ou póstero-lateral – tratamento cirúrgico	32	99	59.687,10
30715180	Hérnia de disco – tratamento cirúrgico	29	91	31.455,13
30726166	Lesões intrínsecas de joelho (lesões condriais, osteocondrite dissecante)	29	84	16.911,08
30729181	*Hallux valgus* (um pé) – tratamento cirúrgico	29	92	25.573,53
30729203	Osteotomia ou pseudoartrose dos metatarsos/falanges – tratamento cirúrgico	28	87	14.194,49
30731216	Transposição de mais de 1 tendão – tratamento cirúrgico	26	92	17.044,73
30735068	Ruptura do manguito rotador	24	73	21.140,04
30730031	Desbridamento cirúrgico de feridas ou extremidades	20	62	10.137,03
30731119	Tenoplastia/enxerto de tendão – tratamento cirúrgico	20	66	9.614,03
30710030	Placas	19	55	6.719,15
30726140	Lesões agudas e/ou luxações de meniscos (1 ou ambos) – tratamento cirúrgico	19	57	12.433,50
30729220	Pé plano/pé cavo/ coalisão tarsal – tratamento cirúrgico	18	69	24.600,76

A tabela da página anterior ilustra uma das análises mais comuns no relacionamento com médicos na Saúde Suplementar:

- O *ranking* das cirurgias mais realizadas no hospital e o valor faturado de honorários médicos associado a elas:
  - Não se trata de analisar o valor das contas (essa é outra análise), mas sim a receita de honorários médicos, que geralmente é repassada ao médico (integral ou parcial);
  - E não se trata do número de cirurgias, mas de lançamentos de procedimentos cirúrgicos, uma vez que uma cirurgia pode gerar vários lançamentos (médico principal e dos auxiliares etc.).

Na Saúde Suplementar, não se obriga o médico a realizar procedimentos:

- Se os procedimentos são realizados é porque existe algum interesse por parte deles. Então, os procedimentos de maior frequência são os de maior interesse deles;
- Portanto, o hospital deve dar foco em manter as condições mais favoráveis possíveis para que a frequência deles se mantenha elevada, ou seja, não deve haver dificuldades na infraestrutura e processos que possam reduzir essa frequência.

Estatística dos procedimentos – SUS – 2014
Ranking por procedimento

Cód. SUS	Descrição	Quantidade de contas	Q. de lançamentos	Valor HM
415040035	Debridamento de úlcera/ tecidos desvitalizados	1.230	2.592	887.865,13
408050500	Tratamento cirúrgico de fratura da diáfise da tíbia	396	864	508.808,20
408050519	Tratamento cirúrgico de fratura da diáfise do fêmur	268	583	396.871,24
408040092	Artroplastia total primária do quadril não cimentada/ híbrida	151	351	274.754,10
408050160	Reconstrução ligamentar intra-articular do joelho (cruzado anterior)	85	184	190.573,71

Continua

Continuação

408050179	Reconstrução ligamentar intra-articular do joelho (cruzado posterior c/ ou s/ anterior)	62	139	130.969,35
408050063	Artroplastia total primária do joelho	56	121	109.423,34
408060190	Osteotomia de ossos longos, exceto da mão e do pé	126	274	101.302,72
504020021	Processamento de tecido musculoesquelético (101-200 GR)	43	58	98.425,00
408040076	Artroplastia total de quadril (revisão/reconstrução)	41	100	83.546,51
408030801	Tratamento cirúrgico de deformidade da coluna, via posterior, 12 níveis ou mais	30	65	78.734,42
401020037	Enxerto livre de pele total	112	541	78.094,62
408030305	Artrodese toraco-lombossacra posterior, quatro níveis, inclui instrumentação	26	54	74.087,12
408050497	Tratamento cirúrgico de fratura bimaleolar/trimaleolar/da fratura-luxação do tornozelo	115	242	71.824,55

No SUS, também se tabula da mesma maneira, mas temos as particularidades:
- O valor se refere ao procedimento total, e não somente ao honorário médico;
- Na maioria das vezes, o médico não é remunerado por produção, ou seja, essa receita geralmente é do hospital.

No SUS a frequência dos procedimentos não é determinada pelo valor do repasse, e geralmente é definida pelo interesse do grupo da especialidade, e especialmente nos hospitais universitários, pela grade curricular a ser cumprida:
- De todo modo, demonstra o interesse do médico na realização de alguns procedimentos, e, assim como na Saúde

Suplementar, para manter a frequência o hospital deve realizar ações para sustentá-la;

- E pode servir de base para trabalhar junto às equipes no sentido de aumentar a frequência das cirurgias de maior rentabilidade – as que se enquadram em mutirões, por exemplo, e podem remunerar em dobro.

RANKING *DE MÉDICOS*

Estatística dos procedimentos – SS – 2014
Ranking por médico

CRM	Nome	Quantidade de contas	Q. de lançamentos	Valor HM
42444	IDIRHUN HITIJI	127	217	57.707,28
52740	TIRCUH DE INDRIDE CURHITU	119	242	70.261,84
52905	GIURU RUBERTU DUH REIH	111	234	35.236,88
87207	FIBIU JINHUN INGERINI	87	133	65.795,49
62582	INTUNIU CIRRUH RUHHETTI	84	115	31.124,22
222084	RUIH EDUIRDU GIHHIRERI TIRICU	76	116	31.082,99
8979	TIRCU TIRTINH ITITUZZI	73	104	19.139,90
47242	ERIZI YUKIE TIKITI	67	114	42.188,23
44448	HITURU EGUCHI	58	92	26.201,32
67555	TIRCU INTUNIU IRVEH RIBEIRU	54	86	27.795,22
208405	TIRCUH DE CITIRGU REUNHIRDT	54	69	38.553,12
49677	WRIHTETIR GRIGURETTU JUNIUR	51	53	27.130,53
204082	EDUIRD INGERI TIRIVURTI	43	105	16.013,27
204442	GUIRHERTE GERUHINI GIIIRHI	40	69	23.828,35

Continua

Continuação

CRM	Nome	Quantidade de contas	Q. de lançamentos	Valor HM
82072	TIRCERU TIDEU CIIERU	39	55	31.010,72
84952	HERCIU IRBUQUERQUE DUH HINTUH	37	52	18.311,54
226209	RIFIER BIRBIN HGUHITU	37	72	15.773,41
24480	REGINIRDU GERIRU URIVEIRI	34	69	50.835,72

Outra análise fundamental é a baseada no *ranking* por médico. Uma vez considerados um dos clientes hospitalares, o hospital deve prover ações de estreitamento de relacionamento com eles:

- Os médicos que aparecem no topo do *ranking*, com mais frequência de procedimentos realizados, são os que o hospital deve "ouvir com maior atenção":
  - Esses estão há mais tempo no hospital, conhecem os detalhes dos processos relacionados à assistência dos pacientes, a retaguarda administrativa diretamente relacionada ao atendimento, as regras comerciais favoráveis e desfavoráveis etc.;
  - Ouvir sua opinião para eventualmente ajustar processos e contratos é uma consultoria gratuita, além de fator motivador para fortalecer a parceria médico/hospital;
- Os que aparecem na base do topo são os que o hospital deve abordar para entender as razões que eventualmente impedem o estreitamento da parceria;
- E, evidentemente, analisar a evolução do *ranking* por período permite ao hospital identificar eventuais movimentos de afastamento, e realizar ações de correção da tendência.

ESTATÍSTICA DE CIRURGIAS POR MÉDICO

Estatística dos procedimentos – SS – 2014
Associação médico × procedimento

CRM	Nome	TUSS	Descrição	Q. de	Valor HM
15480	SEGANALLO CESALO OLAVEASA	30715024	Artrodese de coluna via anterior ou póstero-lateral – tratamento cirúrgico	31	31.247,96
80100	SABAO JANSON ANGELANA	30726034	Artroplastia total de joelho com implantes – tratamento cirúrgico	29	26.190,56
15480	SEGANALLO CESALO OLAVEASA	30715180	Hérnia de disco – tratamento cirúrgico	28	15.017,91
95956	SACHAEL MASJUS MASCON	30715024	Artrodese de coluna via anterior ou póstero-lateral – tratamento cirúrgico	28	8.358,65
51040	MASCOS LE ANLSALE COSSAJO	30729181	*Hallux valgus* (um pé) – tratamento cirúrgico	27	13.422,22
95956	SACHAEL MASJUS MASCON	30715180	Hérnia de disco – tratamento cirúrgico	26	5.198,53
51905	CAULO SOBESJO LOS SEAS	30729181	*Hallux valgus* (um pé) – tratamento cirúrgico	24	3.716,88
80100	SABAO JANSON ANGELANA	30726166	Lesões intrínsecas de joelho (lesões condriais, osteocondrite dissecante)	24	8.070,93
111085	LUAS ELUASLO CASSASELA JASACO	30726166	Lesões intrínsecas de joelho (lesões condriais, osteocondrite dissecante)	21	2.255,47

Continua

Gestão Estratégica

Continuação

CRM	Nome	TUSS	Descrição	Q. de	Valor HM
59600	WLASJEMAS GSAGOLEJJO JUNAOS	30724058	Artroplastia (qualquer técnica ou versão de quadril) – tratamento cirúrgico	20	20.125,40
51040	MASCOS LE ANLSALE COSSAJO	30729203	Osteostomia ou pseudoartrose dos metatarsos/falanges – tratamento cirúrgico	19	3.858,36
111085	LUAS ELUASLO CASSASELA JASACO	30726034	Artroplastia total de joelho com implantes – tratamento cirúrgico	18	9.585,06
51905	CAULO SOBESJO LOS SEAS	30710022	Fios, pinos, parafusos ou hastes metálicas intra-ósseas	17	1.091,29
104081	ELUASLO ANGELA MALAVOLIA	30735068	Ruptura do manguito rotador	17	3.799,23
51905	CAULO SOBESJO LOS SEAS	30729203	Osteostomia ou pseudoartrose dos metatarsos/falanges – tratamento cirúrgico	16	987,31
61581	ANJONAO CASLOS SOSSEJJA	30726034	Artroplastia total de joelho com implantes – tratamento cirúrgico	16	10.802,65

Não só como complemento da análise do *ranking* por cirurgia e por médico, a estatística de cirurgias por médico permite uma análise de importância diferenciada em relação às demais:

- Como vimos, as cirurgias representam a maior oportunidade de rentabilidade dentre todas as formas de receita hospitalar, e os médicos que mais realizam determinada cirurgia têm maior competência para opinar sobre o que se refere a elas;

- Essa competência é muito útil, por exemplo:
  - Na definição da padronização do OPME associado e dos fornecedores de OPME associados;
  - No refinamento dos kits de cobrança associados;
  - No desenvolvimento de pacotes.

Também é importante identificar o "pacote de procedimentos" que um determinado médico ou grupo realiza, para definir condições comerciais específicas:

- Ofertar ao médico ou grupo condição que permita aumentar os procedimentos de menor frequência;
- Combinar com eles ações comerciais para ofertar condições especiais para operadoras e clientes.

PARCERIA DO MÉDICO COM O HOSPITAL

Médico		Ambulatório		Internação		Geral	
CRM	Nome	Nº itens	Vlr total itens	nº itens	Vlr total itens	nº itens	Vlr total itens
88246	TUFCERO B.FODFIHUEH	923	22.560	282	4.009	1.205	26.569
24480	FEHINURDO TEFIRO ORIVEIFU	788	47.473	39	27.542	827	75.015
49864	FOBEFTO FFEIFE DU TOTU E URBUQUEFQUE	475	27.470	17	6.520	492	33.990
62840	TUFCOH DE UNDFUDE COFHUTO	434	26.003	129	40.015	563	66.018
88208	FUBIO JUNHON UNHERINI	434	25.686	52	12.274	486	37.959
204082	EDUUFDO UNHERI TURUVORTU	412	23.427	35	4.762	456	28.188
62682	UNTONIO CUFROH FOHHETTI	348	20.069	58	14.965	406	35.034
226026	DUNIERRE TIETI HITÃO	265	15.128	9	1.558	274	16.686
222084	RUIH EDUUFDO TUHHUFERI TIFICO	264	15.857	37	7.528	301	23.385

Continua

Continuação

60449	TUFCO UNTONIO UTBFOHIO	256	15.311	27	9.614	283	24.925
208406	TUFCOH DE CUTUFHO REONHUFDT	253	13.423	60	22.758	313	26.181
90848	UREXUNDFE FOHUCU CFIHTUNTE	183	9.290	0	0	183	9.290
226209	FUFUER BUFBUN HTOHITO	182	9.551	48	10.373	230	19.923
86208	HUIRHEFTE TUFORRU HHUIZZUTTO	108	6.623	0	0	108	6.623
229484	TEDFO UFUUJO TETEFHEN	104	5.234	3	200	107	5.433
62906	TUURO FOBEFTO DOH FEIH	94	5.070	138	27.695	232	32.765
204442	HUIRHEFTE TEROHINI HUIHUFHU	94	4.821	48	12.363	142	17.184
208288	IVUN DIUH DU FOCHU	92	5.528	0	0	92	5.528
98422	HENFIQUE TERO DE CUTTOH HUFHER	77	4.782	16	5.747	93	10.529
226000	ORUVO BIFUHHI RETUIF	75	4.679	0	0	75	4.679
40082	FEFNUNDO TUCHUDO TEDFOHU	71	4.466	3	305	74	4.771

Na saúde suplementar, assim como se avalia se a operadora gera movimento de pacientes no ambulatório, mas não gera internação, o mesmo se faz em relação ao médico:

- Especialmente nos hospitais que têm corpo clinico aberto, o médico que gera movimento de ambulatório e não gera internação não é do interesse do hospital;
- Ele pode estar utilizando o nome e a infraestrutura do hospital para captar clientes e direcionar para outro estabelecimento.

É fundamental que a análise seja feita considerando fatores que podem distorcer as conclusões:

- Evidentemente, se a especialidade médica é predominantemente clínica, não se espera que o atendimento ambulatorial vá resultar em alto volume de internação;
- Um determinado médico de um determinado grupo pode gerar elevado volume ambulatorial e nenhuma internação para si próprio, mas para os outros médicos do grupo ou de outras especialidades.

E é importante notar que os médicos que mais atuam no ambulatório geralmente são os de maior trânsito com os demais da instituição, não raro se tornando representantes em comitês, comissões e grupos de trabalho multidisciplinares.

Perfil de Faturamento

Perfil do faturamento na SS

Grupo de faturamento		Operadora A		Operadora B		Operadora C		Operadora D		Total
		Valor	%	Valor	%	Valor	%	Valor	%	
Diárias	Valor	1.000	21,7	1.200	26,1	900	19,6	1.500	32,6	4.600
	%	45,5		43,3		41,3		45,5		44,0
Taxas	Valor	200	28,6	200	28,6	100	14,3	200	28,6	700
	%	9,1		7,2		4,6		6,1		6,7
Medicamentos	Valor	100	17,9	110	19,6	150	26,8	200	35,7	560
	%	4,5		4,0		6,9		6,1		5,4
Materiais	Valor	50	16,1	60	19,4	100	32,3	100	32,3	310
	%	2,3		2,2		4,6		3,0		3,0
Gases	Valor	50	21,7	50	21,7	80	34,8	50	21,7	230
	%	2,3		1,8		3,7		1,5		2,2
Honorários	Valor	300	19,4	500	32,3	250	16,1	500	32,3	1.550
	%	13,6		18,1		11,5		15,2		14,8

Continua

Continuação

Grupo de faturamento		Operadora A		Operadora B		Operadora C		Operadora D		Total
		Valor	%	Valor	%	Valor	%	Valor	%	
SADT	Valor	100	14,3	200	28,6	250	35,7	150	21,4	700
	%	4,5		7,2		11,5		4,5		6,7
OPME	Valor	400	22,2	450	25,0	350	19,4	600	33,3	1.800
	%	18,2		16,2		16,1		18,2		17,2
Total		2.200	21,1	2.770	26,5	2.180	20,9	3.300	31,6	10.450

A tabela acima ilustra o Mapa de Perfil de Faturamento, que é o "livro de cabeceira" do gestor comercial. Escolhendo um determinado período, o mapa detalha:

- Por operadora e no geral, permitindo:
  - Análise entre operadoras;
  - O porcentual de participação da operadora no faturamento geral;
- Por grupo de faturamento, permitindo:
  - Análise entre grupos;
  - O porcentual de contribuição de cada grupo de faturamento, em relação ao geral;
- E, de modo simultâneo, entre operadoras e grupos.

No caso do SUS, não existe a estratificação por operadora – apenas por grupo de faturamento.

Os grupos de faturamento são os mesmos utilizados na apresentação das contas – no caso do SUS as contas não são apresentadas por grupos, mas a codificação SUGTAP permite a mesma estratificação.

Esse mapa permite a "visualização 360°" do perfil comercial do hospital e viabiliza ações comerciais da maior importância para manter o hospital rentável e sustentável.

Identificando a contribuição de cada grupo no total faturado

Comparando um determinado grupo entre operadoras

Identificando a contribuição das operadoras no total faturado

Identificando a composição do faturamento de cada operadora

Perfil do faturamento na SS

Grupo de faturamento		Operadora A		Operadora B		Operadora C		Operadora D		Total
		Valor	%	Valor	%	Valor	%	Valor	%	
Diárias	Valor	1.000	21,7	1.200	26,1	900	19,6	1.500	32,6	4.600
	%	45,5		43,3		41,3		45,5		44,0
Taxas	Valor	200	28,6	200	28,6	100	14,3	200	28,6	700
	%	9,1		7,2		4,6		6,1		6,7
Medicamentos	Valor	100	17,9	110	19,6	150	26,8	200	35,7	560
	%	4,5		4,0		6,9		6,1		5,4
Materiais	Valor	50	16,1	60	19,4	100	32,3	100	32,3	310
	%	2,3		2,2		4,6		3,0		3,0
Gases	Valor	50	21,7	50	21,7	80	34,8	50	21,7	230
	%	2,3		1,8		3,7		1,5		2,2
Honorários	Valor	300	19,4	500	32,3	250	16,1	500	32,3	1.550
	%	13,6		18,1		11,5		15,2		14,8
SADT	Valor	100	14,3	200	28,6	250	35,7	150	21,4	700
	%	4,5		7,2		11,5		4,5		6,7
OPME	Valor	400	22,2	450	25,0	350	19,4	600	33,3	1.800
	%	18,2		16,2		16,1		18,2		17,2
Total	Valor	2.200	21,1	2.770	26,5	2.180	20,9	3.300	31,6	10.450
	%									

Gestão Estratégica

A tabela da página anterior ilustra, por exemplo:
- A composição do faturamento de uma operadora e a comparação com a composição com as demais;
- A participação da operadora no faturamento geral;
- A distribuição da receita pelos grupos e a comparação em cada operadora;
- A comparação da contribuição de cada grupo de faturamento entre operadoras e no geral.

A ferramenta é fundamental para que o gestor comercial renegocie preços:
- Ele pode requerer majoração nos grupos em que a operadora está remunerando abaixo da prática de mercado (das outras operadoras);
- E deve ir preparado para ouvir o pleito de operadoras que tenderão a manter o preço nos grupos em que ela está pagando acima da média de mercado.

É importante ressaltar que as operadoras utilizam essa ferramenta usualmente para guiar suas negociações com os hospitais – se o hospital não adota a mesma prática, vai para a negociação "no escuro" – como se estivesse "entrando desarmado em uma batalha".

Perfil do faturamento na SS										
Grupo de faturamento	Operadora A		Operadora B		Operadora C		Operadora D		Total	
	Valor	%	Valor	%	Valor	%	Valor	%		
Diárias	Valor	1.000	21,7	1.200	26,1	900	19,6	1.500	32,6	4.600
	%	45,5		43,3		41,3		45,5		44,0
Taxas	Valor	200	28,6	200	28,6	100	14,3	200	28,6	700
	%	9,1		7,2		4,6		6,1		6,7
Medi-camen-tos	Valor	100	17,9	110	19,6	150	26,8	200	35,7	560
	%	4,5		4,0		6,9		6,1		5,4
Mate-riais	Valor	50	16,1	60	19,4	100	32,3	100	32,3	310
	%	2,3		2,2		4,6		3,0		3,0
Gases	Valor	50	21,7	50	21,7	80	34,8	50	21,7	230
	%	2,3		1,8		3,7		1,5		2,2
Hono-rários	Valor	300	19,4	500	32,3	250	16,1	500	32,3	1.550
	%	13,6		18,1		11,5		15,2		14,8
SADT	Valor	100	14,3	200	28,6	250	35,7	150	21,4	700
	%	4,5		7,2		11,5		4,5		6,7
OPME	Valor	400	22,2	450	25,0	350	19,4	600	33,3	1.800
	%	18,2		16,2		16,1		18,2		17,2
Total		2.200	21,1	2.770	26,5	2.180	20,9	3.300	31,6	10.450

Reajuste da tabela hospitalar

Reajuste da tabela CBHPM

Reajuste da tabela negociada

Também é importante notar que, da maneira como o mapa é estruturado, permite associação simples da tabela de preços associada a cada grupo de faturamento. Assim, no processo de renegociação de preços, ao simular o reajuste em uma tabela o gestor comercial consegue simular o cenário pós-reajuste, aferindo no resultado final o significado das propostas de reajustes de preços em cada tabela.

Evidentemente, como vimos, será necessário combinar esse mapa com as condições específicas de destino da receita praticadas no hospital.

Capítulo 5

Rentabilidade do Negócio Hospitalar

Talvez não exista organização mais complexa para se apurar rentabilidade do que um hospital. Geralmente são empresas que produzem centenas de produtos diferentes, e ao contrário de uma indústria automobilística, por exemplo, seus custos fixos não podem ser rateados facilmente nas linhas de produção, porque não é raro um deles ora estar 100% alocado em um produto, ora 100% em outro, dependendo de condições de sazonalidade imprevisíveis.

Hospitais gerais, os não especializados que realizam cirurgias diversas, não têm razoável previsibilidade do tipo de doença e de paciente que vão atender. Mesmo hospitais públicos em que a demanda é distribuída pela rede sofrem com a magnitude das epidemias, das constantes realocações de demanda por força da redução de atividades de serviços ocasionada por questões políticas e sociais etc.

CONTROLE DE GASTOS

O controle de gastos hospitalar pode ser feito aplicando-se os mesmos conceitos aplicados nos demais segmentos de mercado, mas a rigidez da análise, no sentido do detalhamento aprofundado do estudo, não costuma ser boa prática.

O próprio de uma análise extremamente aprofundada não costuma compensar o benefício da redução da margem de erro em relação a uma análise mais simples:

- É muito mais viável uma análise simples, que não envolva grandes estruturas para quantificação dos custos e que seja feita de maneira menos onerosa, do que empenhar grandes recursos para a análise para obter resultados não tão diferentes;
- E é sempre importante lembrar que na Saúde Suplementar o preço é prioritariamente definido por fatores de mercado, marca, fama e nível de hotelaria, e não em função do custo do procedimento.

A análise dos gastos no ambiente hospitalar é muito mais útil para instruir os colaboradores a respeito de como reduzir custos operacionais do que para contribuir para definir preços de venda.

Não temos aqui a pretensão de discutir a disciplina Custos, e em alguns momentos vamos até ferir alguns conceitos da Contabilidade de Custos para atingir apenas o objetivo de apresentar aos que nunca tiveram a oportunidade de estudar profundamente o tema alguns conceitos que podem ajudar a entender se o hospital é uma instituição rentável ou não, e se um determinado produto é rentável ou não – sem o rigor que a aplicação dos conceitos exige, e que a maioria dos hospitais não dispõe de estrutura para poder praticar.

Custo e Despesa

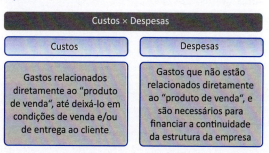

O primeiro conceito universal classifica o gasto como custo ou despesa:
- Custo
  - Gasto que está relacionado ao que se produz;
  - No hospital, aos atos assistenciais relacionados aos pacientes – por exemplo:

- O que é necessário para realizar a cirurgia, ou seja, o empenho de mão de obra do médico e dos demais profissionais assistenciais, os medicamentos ministrados no paciente, os materiais gastos durante o ato cirúrgico etc.;
- O que é necessário para o tratamento clínico do paciente internado – da mesma maneira: o empenho de mão de obra do médico e dos demais profissionais assistenciais, os medicamentos ministrados no paciente, os materiais utilizados para aplicações de injeções etc.;
- O que é necessário para que o médico realize uma consulta no ambulatório, ou seja, o tempo que gasta na consulta, o material descartável utilizado para forrar o móvel em que o paciente se deixa, o abaixador de língua descartável que utiliza para examinar a garganta do paciente etc.

- Despesa
  - Gasto que não está diretamente relacionado ao que se produz. É necessário para que o hospital funcione, mas é gasto independente dos atos médicos ou dos demais profissionais assistenciais – por exemplo:
    - A iluminação da recepção do hospital;
    - A energia elétrica do ar condicionado central;
    - Os insumos gastos para a higienização do ambiente.

Gasto Fixo e Gasto Variável

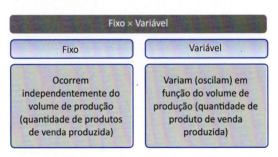

Como o próprio nome sugere:
- Gasto Fixo
  - É o que não varia ao longo do tempo, mesmo com aumento ou redução da produção;

- No hospital, é o gasto que ocorre sempre da mesma maneira, independentemente do volume de pacientes atendidos – por exemplo:
  * O aluguel do edifício;
  * O salário dos funcionários da recepção;
- Gasto Variável
  - É o que varia ao longo do tempo
  - A maioria absoluta varia em função do volume de produção – no hospital, por exemplo:
    * A produtividade paga aos médicos;
    * O pagamento dos fornecedores de medicamentos e materiais assistenciais;
    * O consumo de energia elétrica da Ressonância Magnética;
  - Mas pode ser um gasto que não varia em função do volume de produção – por exemplo:
    * Uma campanha publicitária;
    * O 13º salário dos funcionários, que uma parte é paga no final do ano e a outra se distribui quando cada funcionário sai de férias.

Rentabilidade de um Serviço Hospitalar

A rentabilidade de um serviço hospitalar qualquer é o resultado da diferença entre a receita da unidade e os gastos da unidade, que são uma combinação de custos e despesas, fixas e variáveis.

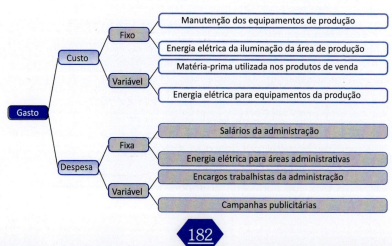

Em hospitais existe a necessidade de apurar a rentabilidade tanto das Unidades de Negócio, como de Serviços Assistenciais, de modo independente, porque os serviços são compartilhados em negócios diferentes.

Exemplos de Unidades de Negócios Hospitalares:
- Ambulatório;
- Pronto-Socorro Infantil;
- Pronto-Socorro de Adultos;
- Internação Clínica;
- Internação Cirúrgica;
- Centro de Diagnósticos.

Exemplos de Serviços Assistenciais:
- UTI;
- Unidade de Internação Infantil;
- Radiologia Geral;
- Laboratório;
- Centro Cirúrgico;
- Farmácia.

O hospital apura a rentabilidade das unidades de negócios para avaliar se vale a pena continuar com elas:
- Pode até, como vimos, concluir que vale a pena manter com prejuízo, se for porta de entrada para outras mais rentáveis;
- Mas até para isso deve apurar os custos para identificar se a receita gerada nas outras em função da existência dela cobre seu prejuízo.

E o hospital apura a rentabilidade dos serviços assistenciais porque eles podem prestar serviço para diversas unidades de negócios simultaneamente:
- Por exemplo:
  - A Farmácia presta serviço para o pronto-socorro e a internação, e pode até ser uma unidade de negócios – caso de hospital público que distribui medicamento de alto custo para a população;
  - A UTI pode prestar serviço tanto para a internação clínica como para a internação cirúrgica;

- A Radiologia Geral pode prestar serviço para o pronto-socorro, a internação e o centro de diagnósticos.
- Ao apurar a rentabilidade de um serviço o hospital pode, por exemplo chegar à conclusão de que vale a pena, ou não:
  - Terceirizar a Radiologia Geral deficitária, comprando esse serviço mais barato no mercado;
  - Manter Laboratório próprio para os exames de urgência e terceirizar os exames de rotina dos pacientes internados comprando esse serviço mais barato no mercado.

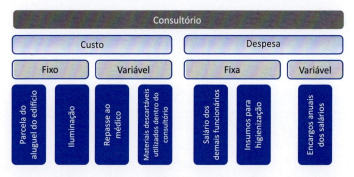

Análises de rentabilidade, como a ilustrada na figura acima, que tabula custos e despesas fixas e variáveis de uma Unidade de Negócio, com raras exceções, confirmam que:
- Ambulatórios de Consultórios e Prontos-Socorros são unidades hospitalares deficitárias economicamente, que existem para trazer pacientes para internação;
- A internação cirúrgica é muito mais rentável que a clínica – o Bloco Cirúrgico e a UTI são os serviços hospitalares mais rentáveis entre todos os que existem;
- Serviços de diagnósticos só se viabilizam em hospitais quando inseridos em um Centro de Diagnóstico, atendendo pacientes externos, uma vez que somente com os pacientes internados é certa a ociosidade na sua capacidade de produção;
- Ambulatórios que realizam pequenos procedimentos e Unidades Hospital-Dia têm boa rentabilidade.

PRODUTO DE VENDA

Analisando os produtos de venda de uma montadora de veículos vamos contar algumas dezenas, que são produzidos regularmente em grande escala. A contabilidade de custos desse tipo de empresa é tão desenvolvida que consegue apurar o custo dos produtos vendidos com margem absolutamente insignificante de erro. As linhas de produção não se prestam a uma grande variedade de produtos, de modo que os gastos fixos são rateados com certa precisão.

Ao analisar um hospital o cenário é completamente diferente:

- Pode contabilizar milhares de produtos;
- Uma parcela muito pequena é produzida em escala, regularmente;
- A maior parcela é sazonal, para não dizer eventual.

Como já comentamos, um mesmo serviço hospitalar presta serviços para diversas áreas de negócios, na linha de produção dos mais variados produtos. Por exemplo: pela UTI passam pacientes que estão no hospital pelos mais variados motivos, associados a produtos completamente diferentes: clínicos, cirúrgicos, agudos, crônicos, adultos, crianças, homens, mulheres – todos produtos diferentes sob o ponto de vista de apuração de custos.

Na maioria dos hospitais, se for designada uma estrutura para apuração de custos por procedimento da mesma maneira como é feito na indústria automobilística, o custo dessa estrutura inviabilizaria economicamente o hospital. Então é prática apurar custos apenas de procedimentos que ocorrem com alta frequência, ou dos produtos que estão em pauta na discussão da negociação de pacotes.

Árvore de Produtos

É uma das duas ferramentas básicas necessárias para apurar o custo dos produtos. Serve para calcular o empenho de insumos que compõem o produto.

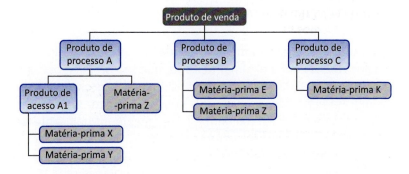

Para produzir os produtos são necessários insumos físicos que serão transformados ou utilizados e descartados durante a produção:
- Aos insumos básicos chamamos "matéria-prima";
- Cada transformação da matéria-prima, antes de chegar ao produto final, é chamada de Produto de Processo;
- E o produto acabado, pronto para ser vendido ou destinado ao cliente, é chamado Produto de Venda.

A contabilidade de custos se presta a calcular tanto o custo de produtos de venda como o de produtos de processos.

Nos hospitais um produto pode ser Produto de Processo em determinada situação e Produto de Venda em outra. É o caso típico dos exames diagnósticos:
- Quando estamos calculando o custo de um procedimento cirúrgico, que só é realizado quando é feita uma Tomografia no paciente, esta Tomografia é um Produto de Processo, que faz parte do Produto de Venda que é o procedimento cirúrgico;
- Mas quando estamos calculando o custo de um atendimento externo de um paciente que vem ao centro de diagnósticos somente para fazer uma Tomografia, esta Tomografia é um Produto de Venda.

Essa situação não é muito comum em outros segmentos de mercado. Na montadora de veículos que comentamos, o produto de venda é sempre o veículo e não o chassi, porque é muito raro a montadora vender chassis de veículos.

Portanto, um dos componentes do custo do Produto de Venda são os insumos físicos (materiais) empenhados na sua produção, que geralmente representamos em forma de árvore, identificando a quantidade necessária de cada um dos insumos físicos para produzir uma unidade do Produto de Venda:

- Para calcular o custo de uma cirurgia, por exemplo, apontamos a quantidade necessária de cada material descartável, cada medicamento, cada insumo de assepsia, cada instrumental, e assim por diante;
- E calculamos o valor de cada um, compondo assim a parcela de custo referente aos materiais empregados na produção;
- No caso de materiais que são utilizados e reaproveitados em outros procedimentos, como é o caso de instrumental, não utilizamos o seu valor, porque ele não será entregue juntamente com o produto:
    - Mesmo assim temos de apontar a quantidade utilizada para poder fazer outros cálculos se necessário – por exemplo: calcular o custo da sua esterilização.

Roteiro de Processo

É a segunda ferramenta necessária para calcular o custo de um produto.

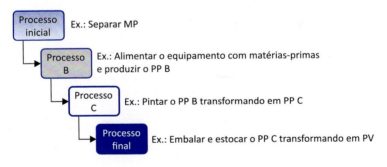

Os produtos vão sendo compostos em etapas, que chamamos processos:

- Os processos são ações que vão sendo executadas, utilizando insumos materiais ou não, até que o produto fique pronto;

- Independentemente de utilizar insumos materiais ou não, os processos representam gastos porque ou pessoas ou máquinas estão realizando a ação:
- Se forem pessoas, o gasto refere-se à sua remuneração (preço do serviço, parcela do salário etc.);
- Se forem máquinas, o gasto refere-se à energia consumida, e eventualmente a outros materiais que a máquina utiliza – por exemplo: a máquina utilizada no processo pode ser uma impressora, que consome papel e tinta.

Para calcular o custo de uma cirurgia, por exemplo, é necessário apontar:
- O tempo que o cirurgião, assistentes e anestesistas empenharam no ato cirúrgico;
- O tempo que a equipe de retaguarda assistencial (enfermagem, operador do equipamento de radiologia etc.) empenhou no ato cirúrgico;
- O tempo que a equipe de retaguarda geral (limpeza, montagem do carro cirúrgico etc.) empenhou para preparar a cirurgia;
- E assim por diante.

Então valorizamos essas horas e apuramos o custo do processo.

Custo por Procedimento

O custo por procedimento é a soma do custo apurado na árvore de produtos e do custo apurado do processo.

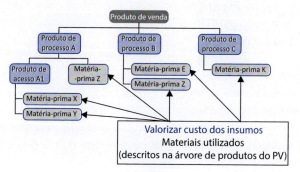

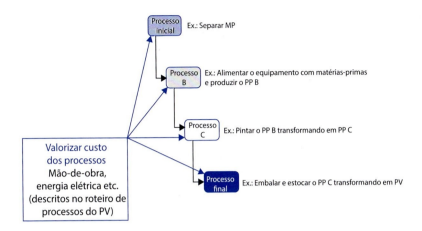

Essa é uma forma simples para cálculo, por exemplo, do custo de um procedimento cirúrgico.

Mas é necessário ressaltar que essa forma não é tão precisa quanto a preconizada pelos profissionais especialistas em custos – como fazem em uma montadora de veículos, por exemplo. É uma forma resumida, que na prática chega a um resultado com certa margem de erro. O que se coloca aqui é que essa margem de erro dentro do cenário representado pelo ambiente hospitalar não representa problema para as análises que se costuma fazer, respondendo basicamente às perguntas:

- O preço do pacote está compatível com os custos do procedimento?
- Quais os elementos do custo do procedimento mais significativos que merecem atenção no eventual esforço para redução?
- Qual a composição do custo do meu procedimento em relação ao custo do mesmo procedimento realizado em outra instituição?

Se fosse necessário refinar a apuração do custo por procedimento deveriam ser agregados a esse cálculo alguns outros componentes que são estudados mais profundamente na disciplina de Custos – entre eles os principais são os rateios dos custos fixos da própria unidade realizadora e os rateios dos custos das estruturas de apoio.

Por exemplo, se fossem aplicados esses rateios no cálculo do custo do procedimento de uma cirurgia:

- Rateios dos custos fixos da própria unidade realizadora
  - O Centro Cirúrgico tem gastos fixos e variáveis genéricos, como a iluminação geral do bloco cirúrgico, a água, o salário dos funcionários da limpeza e muitos outros. Pode-se somar todos esses gastos e dividir pelo número total de horas que as salas cirúrgicas podem funcionar. E acrescer no cálculo de cada cirurgia a fração desse gasto calculada por hora correspondente ao tempo de cirurgia;
  - O hospital tem gastos fixos e variáveis genéricos que não podem ser alocados diretamente nas unidades que realizam procedimentos, como a iluminação da recepção, o salário dos funcionários administrativos, o consumo geral de energia elétrica e muitos outros. Pode-se somar esses gastos e estabelecer um critério de rateio para distribuir entre todas as áreas hospitalares – assim uma parcela desse gasto seria atribuída ao centro cirúrgico, e também ser fracionada pelo número total de horas que as salas cirúrgicas podem funcionar, e também acrescer ao cálculo de cada cirurgia a fração desse gasto por hora correspondente ao tempo de cirurgia.

É fácil notar que esse cálculo mais sofisticado requer um grande esforço e constantes ajustes.

E principalmente, esse rateio é mais preciso quanto maior for a previsibilidade de realização de cada procedimento e de padronização da realização do procedimento:

- Em uma maternidade, prever o volume de partos normais e cesáreos e assumir que eles são realizados dentro de um certo padrão em um centro obstétrico é algo relativamente simples;
- Em um hospital geral, não especializado, prever com alguma precisão o volume de colecistectomias, ou de artroscopias de joelho, e assumir que esses procedimentos são realizados dentro de um certo padrão em meio

a uma infinidade de outros procedimentos e de diversas equipes médicas que realizam o mesmo procedimento não é algo simples – é extremamente complexo. Uma outra nuance importantíssima no ambiente hospitalar é definir a abrangência do que se deseja calcular como custo por procedimento, de acordo com o objetivo do cálculo. Se é um procedimento cirúrgico, por exemplo, é necessário saber se o cálculo será feito para apurar o custo do ato cirúrgico, ou em todo o período de atendimento do paciente:

- No primeiro caso, provavelmente o cálculo será feito com o objetivo de estudar meios de reduzir o custo do ato cirúrgico, e abrange apenas os componentes de custo que ocorrem dentro do bloco cirúrgico. A árvore de produtos e o roteiro de processos se referenciam ao que ocorre no centro cirúrgico, central de esterilização de materiais e recuperação pós-anestésica;
- No segundo caso, provavelmente o cálculo será feito para comparar o preço de venda, seja pacote, seja conta aberta, com o custo do atendimento do paciente – e deve abranger tudo que se refere ao atendimento do paciente para realização desse atendimento, desde o agendamento do procedimento, passando pela internação, cirurgia e pós-cirúrgico.
- Evidentemente os custos calculados nos dois casos vão gerar resultados totalmente diferentes. E é interessante notar que não é raro, em estruturas hospitalares pouco desenvolvidas, utilizar-se o cálculo de um para objetivo diferente. Por exemplo: não é raro visitar hospitais que calculam o custo do procedimento dentro do centro cirúrgico para comparar com o preço de uma internação para fazer a cirurgia – a análise feita assim evidentemente é completamente equivocada.

ANÁLISE DO RESULTADO COMERCIAL

A análise do resultado comercial tem dois aspectos, interdependentes, porém distintos.

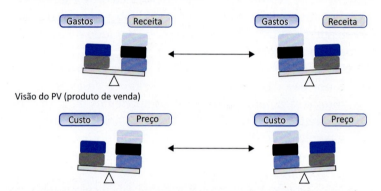

Sob a visão da Empresa, comparam-se os gastos com a receita. Gastos e Receitas são grandezas que variam constantemente de acordo com as condições e exigências do mercado e da própria empresa.

Sob a visão do Produto de Venda, compara-se o Custo do Produto com o Preço de Venda. Custo e Preço são analisados periodicamente, não necessariamente de maneira contínua, porque os elementos que compõem o custo e a definição de preço não variam com tanta frequência.

Lucro e Prejuízo

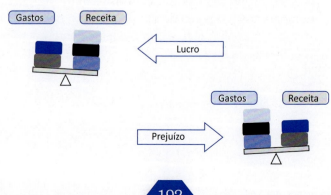

É o resultado da comparação da receita com os gastos, portanto está associado à empresa (hospital) ou às unidades de negócios (pronto-socorro, internação) ou aos serviços hospitalares (UTI, Centro Cirúrgico etc.) – nunca associado ao produto (parto normal).

Margem de Contribuição do Produto de Venda

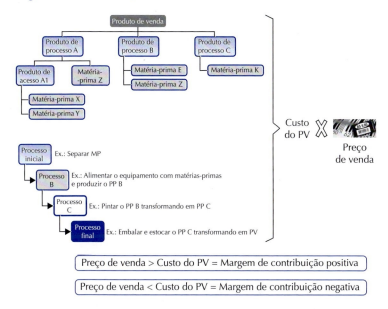

Refere-se prioritariamente ao produto – é o resultado da comparação do preço de venda do produto com o custo do produto.

Análise da rentabilidade

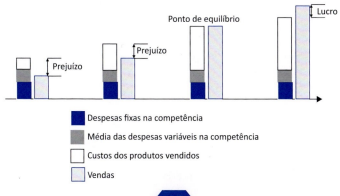

A figura exemplifica como é feita a análise de rentabilidade na maioria das empresas que possuem poucos produtos de venda:

- Calcular custos dos produtos de venda;
- Calcular despesas fixas;
- Calcular a média das despesas variáveis;
- Calcular a média de vendas, definindo o ponto de equilíbrio, que é o volume mínimo de vendas necessário para cobrir os gastos (custos e despesas).

Quando se tem poucos produtos, fazer a análise desta maneira é viável. No caso de hospitais que possuem milhares de produtos de venda, agravado pelo fato de as vendas de cada produto ocorrerem de sazonalmente, diferentemente dos demais, fazer a análise dessa maneira não é viável – é um trabalho imenso que não se traduz em benefício equivalente para a gestão comercial hospitalar.

Na prática os esforços são concentrados:

- Na análise de lucro e prejuízo:
  - Das unidades de negócios. Por exemplo:
  - Ambulatório;
  - Pronto-Socorro;
  - Hospital-Dia;
  - Internação;
  - Centro de Diagnósticos;
- Dos serviços hospitalares da atividade fim. Por exemplo:
  - UTI;
  - Bloco Cirúrgico (centro cirúrgico, central de esterilização de materiais, central de materiais e recuperação pós--anestésica);
  - Unidade de Internação X;
  - Laboratório;
- Dos serviços hospitalares de retaguarda assistencial. Por exemplo:
  - Farmácia;
  - Serviço de Nutrição e Dietética;
  - Lavanderia;
- Na análise da margem de contribuição dos produtos de maior frequência de realização. Por exemplo:
  - Procedimentos cirúrgicos que representam até 10% do volume total de cirurgias;

- Atendimentos clínicos que representam até 10% do volume total de diagnósticos de internação registrados.

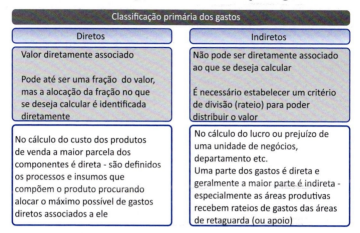

Em resumo, na área hospitalar o cálculo de custos é mais viável sendo feito simplificadamente.

O cálculo do custo dos produtos de venda é baseado principalmente nos custos diretos, associados à árvore de produtos, e no roteiro de processos de realização do procedimento, sem muito rigor no rateio de custos indiretos, porque esse rateio no ambiente hospitalar multidisciplinar é extremamente complexo, geralmente os custos diretos são muito superiores aos indiretos na prática assistencial.

Comparando esse custo com o preço de venda do produto, calculamos a margem de contribuição com margem de erro não significativa.

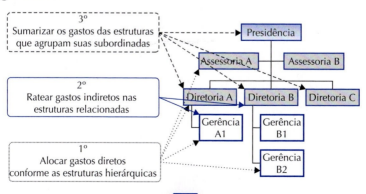

O cálculo do custo das unidades de negócios e demais estruturas hospitalares é baseado nos gastos diretos de cada unidade, acrescendo-se o rateio dos indiretos segundo critérios estabelecidos previamente para todo o hospital, na sequência:

- É feita a alocação dos diretos, em cada estrutura organizacional;
- São rateados os custos das unidades de apoio, segundo critérios previamente estabelecidos, em todas as estruturas;
- Os gastos são sumarizados nas estruturas superiores.

Após o cálculo desse custo:

- Comparando a receita da unidade de negócios com o custo, é possível apurar a rentabilidade (lucro ou prejuízo);
- As estruturas que não geram receita são vulgarmente chamadas de "Centros de Despesa":
  - No ambiente hospitalar não é viável ratear as receitas pelas unidades de apoio para apurar lucro ou prejuízo (embora seja possível), porque essa informação não tem muita serventia para a gestão hospitalar. Por exemplo: calcular a rentabilidade da Farmácia não tem utilidade prática;
  - No ambiente hospitalar o custo calculado dos centros de despesa serve para definir ações de redução de custos.

Essas análises costumam ser suficientes para uma gestão comercial hospitalar adequada.

Capítulo 6

Fechamento do Cenário

Pelo exposto, deve ter ficado a ideia de que o ambiente hospitalar é extremamente complexo não só nas atividades relacionadas à assistência dos pacientes. A administração hospitalar é igualmente complexa e o mercado de negócios em que os hospitais estão inseridos movimenta muito dinheiro, e onde existe muito dinheiro existem muitos interesses que desenvolvem muitos atores.

Para lidar com essa complexidade o administrador hospitalar é ocupado com uma infinidade de eventos demandados pelos diversos atores na sua rotina – desde demandas judiciais, passando por episódios envolvendo a segurança pública, imprensa e opinião pública. Administrar hospital não é coisa para qualquer um – exige acima de tudo vocação e sangue-frio.

E como em qualquer empresa, o hospital deve estar permanentemente atento às oportunidades de mercado, e à rotina de vender seus produtos, e receber pelo que produz. Em um ambiente complexo essa tarefa pode ser facilmente negligenciada e as perdas são significativas – se não houver uma estrutura dedicada para fazer isso, interpretando todas as nuances do segmento da saúde, e tendo conhecimento das regras de remuneração, tabelas de preços e rotinas de relacionamento com as fontes pagadoras e parceiros comerciais estratégicos, o prejuízo é certo.

Essa estrutura foi aqui desenhada: a Gestão Comercial Hospitalar.

Aqui foram compilados os temas e informações mais importantes para que a gestão comercial hospitalar seja feita de maneira adequada. Sem a pretensão de esmiuçar o assunto, mas com a pretensão de definir um escopo mínimo de orientação para realizar a Gestão Comercial Hospitalar com segurança – sem omitir algo que seja imprescindível.

Para aperfeiçoamento no tema, existem outras duas disciplinas completamente interligadas, cujo estudo é mais que recomendável:

- Faturamento Hospitalar;
- Auditoria de Contas Hospitalares.

As principais consequências da Gestão Comercial Hospitalar são a formação das contas, tema da disciplina Faturamento Hospitalar, e o conflito do relacionamento com a fonte pagadora, tema da disciplina Auditoria de Contas Hospitalares.

Essas três disciplinas (Gestão Comercial Hospitalar, Faturamento Hospitalar e Auditoria de Contas Hospitalares) se completam no que se refere a manter a sustentabilidade econômica hospitalar, tão importante em um país que carece de bons serviços de saúde públicos e privados, e que só se viabilizam se tiverem recursos financeiros compatíveis com os elevados custos que a atividade assistencial hospitalar requer.

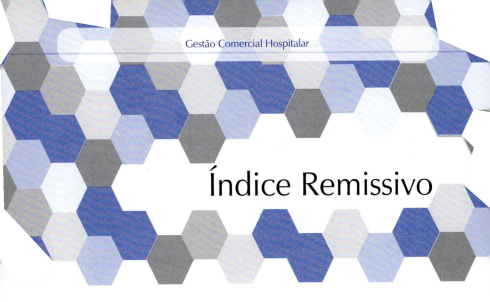

Índice Remissivo

A

Ação(ões)
  comerciais hospitalares, 72
  de captação de clientes, 71
  para melhorar o resultado comercial, 75
    fidelização, 79
    humanização do atendimento, 76
    inserção no turismo da saúde, 76
Alta e os pacientes faturados, 147
Aluguel de equipamento, 83
Ambulatório, 87
Análise
  da rentabilidade, 193
  de Saúde Suplementar, 145
  do resultado comercial, 192
  análise da rentabilidade, 193
  lucro e prejuízo, 192
  margem de contribuição do produto de venda, 193
ANS, 7
Anvisa (Agência Nacional de Vigilância Sanitária), 7
Arquitetura hospitalar, 51
  realidade no Brasil, 55
Árvore de produtos, 185
Atenção
  Primária, 35
  Secundária, 35
  Terciária, 35
Atendimento
  ambulatorial, 38

foco da gestão comercial hospitalar, 74

humanização do, 76

Auditor
externo, 139
interno, 139

Auditoria de contas hospitalares, 66

Autogestão, 24, 73

Auxiliar, número de, 104

B

Back office, 137

Base de Dados Estratégica, 142

BI, informações do, 138

Bloco cirúrgico, 54, 87

Business Intelligence (BI), 136

C

Capeante
motivo do ajuste no, 139
valor ajustado no, 139

Cartão de desconto, 25, 72

Cata capeante, 139

"Centros de despesa", 196
classificação primária dos, 195

CID, 139

Cirurgia, estatística de, 162

Cliente
foco da gestão comercial hospitalar, 70
hospitalar, 67

"paciente", 69

preferencial
do hospital, 71
do provedor, 71

Coberturas, 98

Código Anvisa, 118, 119

Consignação, 120

Conta
de internação, porcentual de, 145

forma de apresentação da Saúde
Suplementar, 101
hospitalar, significado, 81

"Contratualização", 96

Contrato hospitalar × operadora, 97

Contribuição, 15

Controle
de gastos
custo *e* despesa, 180
gasto fixo e gasto variável, 181
rentabilidade de um serviço hospitalar, 182
de repasse de produtividade para profissionais assistenciais, 137
do tempo, 142
interno
do laboratório, 137
do serviço de nutrição e dietética, 137

Cooperativas, 25, 73

Custeio típico dos hospitais privados, 60, 61

Custo(s), 180

dos insumos, 188

dos processos, 189

fixos na própria unidade realizadora, rateio dos, 190

operacional, 104

por procedimento, 188

versus despesas, 180

D

Dados para gestão estratégica, base de, 135

Desospitalização, 63

Despesa, 181

Diária, 83, 88, 99

Disposições operacionais, 97

E

Edifícios hospitalares, 51

"Efeito Robin Hood", 153

Equipamento, aluguel de, 83

Estatística

de cirurgias, 162, 168

dos procedimentos

associação médico × procedimento, 168

ranking

por médico, 166

por procedimento, 162, 164

F

FAEC (Fundo de Ações Estratégicas e Compensações), 95

Faturamento

evolução do, 149

hospitalar, 66

na saúde suplementar

perfil de, 172

por convênio, distribuição do, 160

produtividade do, 148

Faturista, 139

Fidelização, 79

formas de, 80

Filme, 104

Financiamento SUS, tipo, 158

Fornecedor de OPME, 126

"Fragmentos assistenciais", 5

Front office, 137

G

Gasto(s)

classificação primária dos, 195

controle de, 179

fixo, 181

versus gasto variável, 181

no ambiente hospitalar, análise dos, 180

Gestão

comercial, 1

da saúde pública, 14

hospitalar, 2, 66

ações para melhorar o resultado comercial, 75

atendimento foco da, 74

cliente foco da, 70

missão, 48

posicionamento estratégico, 65

provedor foco da, 72

rotina da, 80

valores, 49

visão, 49

do faturamento hospitalar, práticas mais

comuns, 150

do produto hospitalar, 80

dos preços hospitalares, 89

estratégica

base de dados para, 135

faturamento, auditoria de contas e comercial hospitalar, 138

hospitalar, 136

rentabilidade comercial, 151

Glosa

data da, 140

motivo da, 140

valor da, 140

Governo

Estadual/Distrital na Saúde, 9

Federal na Saúde, 6

Municipal na Saúde, 9

Guia

Farmacêutico Brasíndice, 109

Simpro, 110

H

Hemoterapia, 116

Honorários, 88

médicos, 100

Hospedagem, 85

Hospital(is)

brasileiros, 40

de instituições religiosas, 45

evolução, 43

histórico, 41

origem, 40

privados, custeio típico, 60

públicos da administração direta do governo, 47

vinculados à cooperativa ou operadora, 46

vinculados às instituições de ensino

e pesquisa, 46

com porta 2, receita nos, 62

como negócio, 40

organização do, 56

abrangência comercial, 57

custeio típico dos hospitais

públicos, 61
privados, 60
organograma básico, 56
receita nos hospitais com porta 2, 62
visão comercial da estrutura organizacional hospitalar, 58
volumetria básica, 62
público
custeio típico dos, 61
de porta 2, 150
Hospital-dia, 38
Hospital-empresa, 43
Hospital-escola, 43
Humanização
acolhimento, 78
aspecto técnico, 77
do atendimento, 76
aspectos da, 77

I

Imposto, 15
âmbito
estadual ou distrital, 16
federal, 16
municipal, 16
Incidência, 104
Informações do BI, 138-140
Insumo, 84, 85, 88
Integração dos Sistemas SUS e Saúde

Suplementar, 117
Internação, 38, 75

L

Leitos hospitalares, tipos, 52
LIS (Laboratory Information System), 137
Lucro, 192

M

Margem
"de comercialização", 89, 110, 111
de contribuição do produto de venda, 193
de erro, 179, 189
de lucro, 91
preestabelecida, 129
Materiais, 101
Matéria-prima, 186
Medicamentos, 100
Medicina de grupo, 23, 73
Médicos, clientes e parceiros comerciais do hospital, 162
Mercado hospitalar no Brasil, 37
MUT (mutirão), 95

N

Negócio hospitalar, 50
no Brasil, 60
rentabilidade do, 179-196
Número médio de contas do paciente faturado, 147

O

Operador(a)
  de planos de saúde, 13, 23
  na saúde complementar, 160
OPME (Órteses, Próteses e
  Materiais Especiais), 101,
  111, 151
  fornecedor de, 125
  práticas de preços de, 112
Órgãos, 116

P

PAB (Programa de Atenção
  Básica), 95
Pacote, 127, 130
  prejuízo com, minimizando
  o, 132
Padronização
  TISS, 118
  TUSS, 118
Parceria do médico com o
  hospital, 170
Particularidades
  operacionais, 98
Perda
  data do registro da, 141
  valor da, 141
Perfil de faturamento na saúde
  suplementar, 172, 174, 176
POPs (Procedimentos
  Operacionais
  Padronizados), 129

Porte
  anestésico, 104
  operacional, 104
Prazo de remessa de contas no
  SUS, 144
Preço(s), 98, 109
  de fábrica, 109
  de OPME, práticas de, 112
  hospitalares, gestão dos, 89
  máximo ao consumidor, 109
Prejuízo, 192
Procedimento
  código e descrição do, 104
  custo por, 188
Processo, roteiro de, 187
Produção, 141
Produtividade, 141
  da Radiologia Geral, 148
  do faturamento, 148
Produto(s)
  árvore de, 185
  de venda, 185, 186
  custo do, 187
  hospitalar(es)
    gestão do, 80
    pontos de vendas dos, 86
Programa de Atenção Básica
  (PAB), 95
Pronto-socorro, 87
Protocolo, 128
  versus POPs e ROTs, 129
Provedor, 139, 157

foco da gestão comercial hospitalar, 72

modelo de remuneração dos preços hospitalares, 89

Saúde Suplementar

o que remunera, 90

tipo de remuneração, 90

SUS

o que remunera, 90

tipo de remuneração, 90

R

Rateio dos custos fixos da própria unidade realizadora, 190

Ranking de médicos, 166

Receita

aos gastos, compatibilizar a, 36

hospitalar

com porta 2, 62

destino da, 87

Regra(s)

de atendimento, 98

de auditoria, 98

de faturamento, 98

de recebimento, 98

Relacionamento com médicos da Saúde Suplementar, análise no, 164

Remuneração

dos provedores, modelo de, 89

na Saúde Suplementar, regras básicas de, 82

Rentabilidade

análise da, 193

comercial, 151

de um serviço hospitalar, 182

do negócio hospitalar

análise do resultado comercial, 192

controle de gastos, 179

produto de venda, 185

Repasse, 122

base mista, 122

fixo, 122, 123

misto, 122, 123

variável, 122, 123

Resultado comercial, análise do, 192

Reversão

data da, 140

valor da, 140

"Rol da ANS", 27

S

SADT (Serviços de Atendimento Diagnóstico/ Terápico), 39, 87, 88, 100

Santa Casa de Misericórdia de São Paulo, 45

Saúde Suplementar

desenvolvimento no Brasil, 82

forma de apresentação das contas, 101

produtos vendidos, 82

regras básicas de remuneração na, 82

tabelas de preço na, 99, 102

tipos básicos de atendimento, 38

Seguradora, 23, 73

Serviço

de atendimento diagnóstico/ terápico, 39

de saúde, 35

de saúde público, 44

médico, 83

multidisciplinar, 83

Sistema de saúde

brasileiro, 5

financiamento do cenário, 12

organização e financiamento do, 5-64

SUS (Sistema Único de Saúde), 5

definição na Constituição, 7

financiamento do, 14

produtos vendidos, 84

relacionamento, modelos de, 96

remuneração do, regras fundamentais de, 84

T

Tabela(s)

Brasíndice, 108

CBHPM

definições, 106

estrutura da, 103

da AMB: CBHPM, 102

de Honorários Médicos da AMB, 102

de preços na Saúde Suplementar, 102

Hospitalar, 114

Oficial das, com a TUSS, 105

Própria, 114

Simpro, 110

Taxas, 15

hospitalares, 99

Tecidos, 116

Técnicas estatísticas, 135

Tempo, controle do, 142

Ticket médio, 153

TISS (Troca de Informações em Saúde Suplementar), 119

Transplante, 116, 117

Turismo da Saúde, inserção no, 76

TUSS (Terminologia Unificada da Saúde Suplementar), 119

U

Unidade

de internação, 86

de negócios hospitalares, 183

custos e despesas fixas e variáveis de uma, 184
de radiofármaco, 104
de Terapia Intensiva, 53
Urgência, 38
Uso de sala, 83

V

Volume
controle dos, 145
de atendimento, evolução do, 149
Volumetria básica, 62

IMPRESSÃO:

Santa Maria - RS | Fone: (55) 3220.4500
www.graficapallotti.com.br